药物代谢与转运

主　编　吴宝剑
副主编　赵梦静　郭练霞

科学出版社

北京

内 容 简 介

本书从代谢酶/转运体晶体结构的解析、代谢与转运相互作用的揭露和时辰节律性机制等方面阐述了药物代谢与转运近几十年来取得的重要进展。本书分九章,介绍了药代动力学研究前沿及热点,基于三维结构讨论了代谢酶催化特性及其时辰节律等,将代谢与转运有机结合进行介绍和讨论,旨在帮助读者更好地理解药物代谢与转运的基本知识和理论。

本书可供高校医药学类研究生、临床药师、医药科技工作者参考。

图书在版编目(CIP)数据

药物代谢与转运 / 吴宝剑主编 . —北京:科学出版社,2020.6
ISBN 978-7-03-065509-7

Ⅰ.①药⋯ Ⅱ.①吴⋯ Ⅲ.①药物代谢动力学 Ⅳ.① R969.1

中国版本图书馆 CIP 数据核字(2020)第 101216 号

责任编辑:康丽涛 路 倩 / 责任校对:杨 赛
责任印制:李 彤 / 封面设计:陈 敬

科 学 出 版 社 出版
北京东黄城根北街 16 号
邮政编码:100717
http://www.sciencep.com
北京建宏印刷有限公司 印刷
科学出版社发行 各地新华书店经销
*
2020 年 6 月第 一 版 开本:787×1092 1/16
2022 年 2 月第三次印刷 印张:10 1/2
字数:240 000
定价:98.00 元
(如有印装质量问题,我社负责调换)

前　言

药代动力学（pharmacokinetics）又称"药物代谢动力学"或"药物动力学"，是定量研究药物在生物体内处置规律，并运用数学原理和方法阐述血药浓度随时间变化的规律的一门学科，是药学学科的一个分支。药代动力学直接决定药物在体内的暴露情况，因而极大影响药物的药理及毒理效应。一般而言，药物分子在体内经历四个主要过程：吸收（absorption）、分布（distribution）、代谢（metabolism）及排泄（excretion），简称ADME。ADME也常被认为是药代动力学的四个组成部分及重点研究内容。药代动力学参数是给药方案设计的重要依据，因此药代动力学研究是新药研发链中不可或缺的环节之一。

当今药物研发人员认识到"活性"不是药物研发成功的唯一条件。单一地追求活性常常导致候选药物的药代动力学属性不佳，而无法成药。事实上，不良的药代动力学属性是造成新药研发失败的主要原因之一。例如，候选药物分子极性过大导致无法吸收或无法透过血脑屏障到达中枢神经系统靶标；代谢稳定性差导致首过效应强、清除太快；代谢产物具有严重的毒副作用等。以活性作为单一目标的研究或将收获靶标蛋白的有效配体，然而，配体属性不佳会使其难以成药。例如，脂溶性强虽有利于药物与靶标蛋白的结合，却降低了药物溶解度和代谢稳定性，使成药性减弱。因此，新药研发中，把候选药物活性及其药代动力学属性有机地结合才能收获具有治疗效果的药物，药物属性和活性的关系见下图。

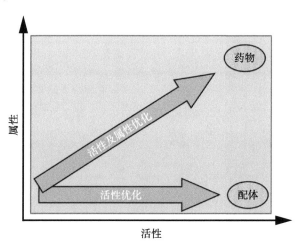

药物需具备良好的活性及属性

药代动力学研究需要解答的根本问题包括"药物是如何从机体消除的"和"药物到哪些部位（组织和器官）去了"。要回答这两个问题，必须掌握药物在体内的代谢与转运机制。代谢与转运决定了药物的清除方式及其在组织器官的分布，显著影响药物治疗的有效性。换言之,代谢与转运是药代动力学重中之重的特性,与ADME各过程紧密关联。代谢与转运(主动)过程分别需由代谢酶和转运体介导完成。药物代谢酶与转运体在体内数量庞大(超400种),共同维持机体对大规模物质处置的需求。

近几十年来,药物代谢与转运的相关研究取得了重要进展,包括代谢酶/转运体晶体结构的解析、代谢/转运相互作用的揭露和时辰节律性机制的阐明。本书旨在帮助读者理解药物代谢与转运的基本知识与理论,可作为药学类研究生教材和临床药师拓展知识面的读物。本书共分九章:第一章对各类药物代谢酶进行了详细的介绍,包括家族成员、三维结构、催化机制和核受体调控等。第二章介绍了药物毒性的基本分类及代谢与药物毒性的关联。第三章对影响药物代谢的因素进行了较详尽的分析。第四章介绍了代谢的时辰依赖性,对时辰节律产生的机制进行了讨论。第五章对主要的药物转运体进行了概述,包括家族成员、组织分布和特异性底物等。第六章阐述了代谢与转运相互作用,并讨论了相互作用的发生机制及影响因素。第七章对常规的代谢与转运研究工具和方法进行了总结,囊括了数据分析要点。第八章介绍了动力学模型,包括酶动力学模型和药代动力学模型,进而对模型的构建方法也进行了简单介绍。第九章阐述了如何将体外数据外推到体内的方法,以增强对体外数据有效性的理解与判断。

谨以本书献给暨南大学生物药剂与药代动力学研究中心和编者一起奋斗的伙伴们,怀念在有限的条件下拼搏的时光!感谢暨南大学本科教材资助项目(创新创业教育教材资助项目)对本书出版给予的资助,也特别感谢暨南大学卢丹逸和林罗敏老师在本书校稿过程中提供的帮助。由于编者水平有限,书中不足之处敬请广大读者赐教。

编 者

2020年2月

目　　录

第一章

药物代谢酶

机体内药物代谢反应都是由代谢酶介导的。作为代谢反应的催化媒介，代谢酶的重要性不言而喻。代谢酶与药物受体的作用模式具有很大的相似性。一般来说，受体首先与药物分子结合，进而激活一系列信号通路，促使细胞执行特定功能。同样，代谢反应的第一步是代谢酶与药物分子的结合［可类比于锁（代谢酶）与钥匙（药物）的结合］，但仅仅结合还不够，结合还必须维持一定的时间（期间能使代谢反应完成）。因此，代谢酶与底物结合的强度（affinity）也是影响代谢反应的关键因素之一。代谢反应的最后一步是代谢物从活性位点的脱离（release）。只有代谢物脱离，才能进行下一轮的催化代谢。可见，"底物结合—催化反应—代谢物脱离"是代谢酶催化的三个基本步骤。三个步骤完成得越快，代谢的效率就越高。

药物代谢反应传统上可分为两类：Ⅰ相代谢反应和Ⅱ相代谢反应。Ⅰ相代谢反应包括氧化、还原和水解反应，主要代谢酶包括细胞色素P450（cytochrome P450，CYP）、黄素单加氧酶（flavin-containing monooxygenase，FMO）、羧酸酯酶（carboxylesterase，CES）、单胺氧化酶（monoamine oxidase，MAO）、醛脱氢酶（aldehyde dehydrogenase）、醛氧化酶（aldehyde oxidase）和醇脱氢酶（alcohol dehydrogenase）等。Ⅱ相代谢反应为结合（共轭）反应，主要代谢酶包括UDP-葡萄糖醛酸转移酶（UDP-glucuronosyltransferase，UGT）、磺酸转移酶（sulfotransferase，SULT）、谷胱甘肽 S-转移酶（glutathione S-transferase，GST）、N-乙酰转移酶（N-acetyltransferase，NAT）、儿茶酚-O-甲基转移酶（catechol-O-methyltransferase，COMT）和氨基酸转移酶等。早期代谢研究发现，一些药物经由Ⅰ相代谢，而后发生Ⅱ相代谢，由此产生了代谢的两相分类法。然而后期发现许多药物可直接发生Ⅱ相代谢（无须通过Ⅰ相代谢）。虽然两相代谢分类沿用至今，但其中并不蕴含代谢反应的先后顺序。

药物分子作为外源性物质，不能长久滞留于体内。代谢的最基本功能之一就是清除药物分子（"解毒功能"）：将药物分子转变为代谢物（具有更强的亲水性），从而更利于排出体外。药物代谢酶不仅在药物清除方面发挥作用，而且部分代谢酶可代谢机体内环境与食物来源的毒素，保护机体免受其伤害。此外，药物代谢酶还参与内源性物质的合成或清除（如类固醇的生物合成和胆红素的清除）。然而，某些药物（如对乙酰氨基酚）的代谢可产生毒性代谢物，因此代谢对药物的整体毒性可产生影响。

第一节　细胞色素酶

CYP是一类大家族酶，包含超过7700个成员。CYP负责代谢70%以上的药物，因此被认为是最重要的药物代谢酶。CYP位于细胞内的内质网膜上。人类CYP有57个成员，其中15个可代谢药物和外源物。根据氨基酸序列同源性（家族成员具有40%以上的相似率），所有CYP划分为780个家族，人类有18个CYP家族。各家族用数字进行标注，如CYP1、CYP2、CYP3等。家族内又分为亚族（成员具有55%以上同源性），用英文字母进行标注，如CYP2A、CYP2B、CYP2C等。亚族内成员具有97%以上同源性，用数字进行标注，如CYP1A1、CYP1A2等。在18个人类CYP家族中，仅3个家族参与药物与外源物代谢，分别为CYP1（CYP1A1、CYP1A2及CYP1B1）、CYP2（CYP2A6、CYP2A13、CYP2B6、CYP2C8、CYP2C9、CYP2C18、CYP2C19、CYP2D6及CYP2E1）和CYP3（CYP3A4、CYP3A5及CYP3A7）。其他CYP家族在胆固醇合成与脂质代谢等生理过程中起重要作用。在药物代谢中，起重要作用的CYP为CYP3A4/5、CYP2D6、CYP2B6、CYP2C、CYP1A2及CYP2E1（图1-1）。这些酶在肝脏中具有显著的分布（图1-1）。

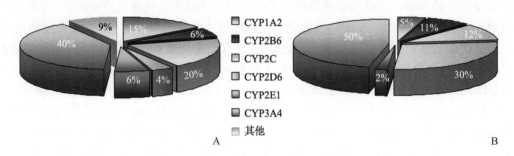

图1-1　药物代谢中起重要作用的CYP

A.肝CYP含量；B.CYP对药物代谢的贡献率

酶结构

蛋白质（酶）的二级结构（secondary structure）是指多肽链中有规则重复的构象，限于主链原子的局部空间排列，不包括与肽链其他区段的相互关系及侧链构象。常见的二级结构有α螺旋（α-helix）和β折叠（β-sheet）。骨架上的羰基和酰胺基团之间形成的氢键是稳定二级结构的主要作用力。蛋白质在形成立体结构时，其多肽链首先折叠成α螺旋和β折叠结构，并可由此进一步折叠成球形（立体结构）。

2003年，科学家首次解析出了人类CYP（CYP2C9）的三维结构（晶体结构）。此后，陆续揭露了其他人类CYP的结构，包括CYP1A2、CYP1B1、CYP2A6、CYP2B6、CYP2C8、CYP2D6、CYP2E1及CYP3A4等（查询网址：http: //www.rcsb.org/pdb）。各CYP的三维结构具有较高的相似度，主要由12个α螺旋（A→L，按字母顺序命名）和4个β折叠（1→4，按数字顺序命名）组成（图1-2）。血红素（heme, ferriprotoporphyrin Ⅸ）与I螺旋相近，位于酶结构的中央。5个位点（其中4个为吡咯环中氮原子，另一个为蛋白半胱氨酸残基的硫原子）与血红素中的铁原子相互作用，将其位置牢牢固定。该五配位体是催化氧化反应的核心。如果把I螺旋/血红素当成酶结合口袋的底部，那么结合口袋的上部（"盖子"）是F-G区域（包括F螺旋、G螺旋及F/G环）。B/C螺旋环区也是"盖子"的一部分。

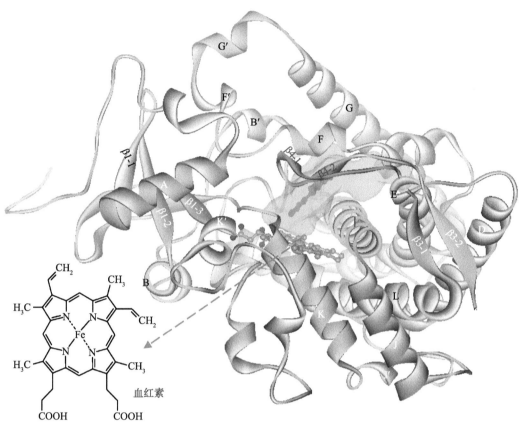

图1-2　典型的CYP的三维结构

绿色区域为底物结合位点

催化机制

CYP主要催化氧化代谢反应，向药物结构（RH）中引入羟基基团，形成氧化代谢物（ROH）。CYP的氧化催化机制已基本明确，大体分为7步（图1-3）。第一步为底物结合：底物分子（RH）与酶活性位点（也称为"结合口袋"）结合，使底物代谢部位接近于血红素的铁离子（"催化中心"）。当与底物结合时，铁原子常处于三价离子状态。第二步，铁离子接受一个电子（来源于REDOX伴侣），被还原为（二价）亚铁离子。第三步，氧分子（O_2）结合于亚铁-底物复合物，并发生分子重排（$Fe^{2+}O_2 \rightarrow Fe^{3+}O_2^-$）。第四步，复合物接受第二个电子（来源于REDOX伴侣），形成过氧铁（$Fe^{3+}O_2^{2-}$）复合物。第五步，过氧铁中的一个氧原子与两个质子结合，形成水分子。剩下的另一个氧原子仍然与铁离子结合 [$(FeO)^{3+}RH$，高价铁复合物]。第六步，高价铁具有很强的反应活性，可吸取底物上的氢原子，形成一个羟基基团 [$(FeOH)^{3+}R·$]。同时，底物碳原子形成自由基，具有一个未配对电子，处于活化状态。活化的碳原子易与羟基反应，从而产生氧化代谢产物（ROH）。最后，代谢物与酶活性位点分离。CYP回到起始状态，可结合下一个底物分子，进行新一轮反应。

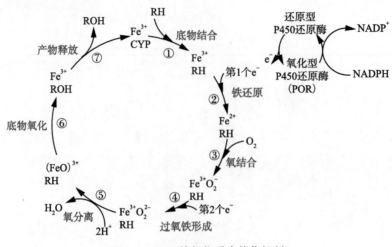

图1-3   CYP的氧化反应催化机制

CYP催化氧化反应所需的电子由REDOX伴侣提供。REDOX伴侣为细胞色素P450氧化还原酶（cytochrome P450 oxidoreductase，POR）及细胞色素b5（cytochrome b5）。POR是一种NADPH还原酶，也是一种黄素蛋白。蛋白上结合有黄素腺嘌呤二核苷酸（flavin adenine dinucleotide，FAD）与黄素单核苷酸（flavin mononucleotide，FMN）。POR提供电子的机制：①FAD被NADPH还原，形成$FADH_2$和$NADP^+$；②$FADH_2$携带两个电子，传递给FMN，形成$FMNH_2$；③$FMNH_2$将其携带的两个电子传递给CYP，供氧化代谢反应使用（图1-4）。细胞色素b5将烟酰胺腺嘌呤二核苷酸（nicotinamide adenine dinucleotide，NADH）氧化，自身被还原（携带电子），携带的电子可传递给CYP。一般认为，氧化反应中所需的第二个电子是由细胞色素b5提供的。

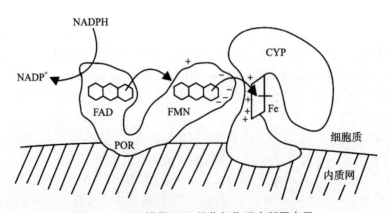

图1-4   POR提供CYP催化氧化反应所需电子

除氧化反应外，CYP还可催化药物［如乙哌立松（肌松药）和氯霉素（抗生素）］的还原代谢。CYP可利用REDOX伴侣提供的电子将底物还原。按照以上的步骤推测，还原反应发生在底物结合之后、氧分子结合之前。

底物选择性

CYP的底物非常广泛（表1-1），包括小分子量药物（如对乙酰氨基酚）和大分子量药物［如环孢素（免疫抑制剂），$M_r = 1203$］（图1-5）。晶体结构分析表明，大部分酶活性位点残基为疏水性基团。因此，活性位点的大小与形状是决定底物选择性的关键因素。底物要被CYP代谢，其大小和形状应与活性位点相一致。底物分子与活性位点表面接触面积越大，酶-底物相互作用越强。根据体积大小，CYP酶活性位点可分为大型（如CYP2C8、CYP2C9及CYP3A4）、中等（如CYP2D6）及小型（如CYP2A6和CYP2B6）三个等次（图1-6）。

表1-1 各CYP亚型的底物

CYP	底物	抑制剂	诱导剂
CYP1A1	多环芳烃，二噁英	α-萘黄酮	二噁英
CYP1A2	阿米替利，丙米嗪，氯氮平，苯妥英，茶碱咖啡因	胺碘酮，西咪替丁，环丙沙星	奥美拉唑，胰岛素
CYP1B1	他莫昔芬，黄曲霉毒素，雌二醇	白藜芦醇，米托蒽醌，香豆素	β-萘黄酮
CYP2A6	香豆素，丙戊酸，来曲唑，丁二烯	反苯环丙胺，甲氧沙林	苯巴比妥，利福平
CYP2B6	安非他酮，香豆素，环磷酰胺，美芬妥英，氯胺酮	噻替哌，噻氯匹定	苯巴比妥，利福平
CYP2C8	西立伐他汀，紫杉醇，甲苯磺丁脲，阿莫地喹	槲皮素，格列酮，孟鲁司特，吉非贝齐	苯巴比妥，利福平
CYP2C9	阿米替利，氟西汀，苯妥英，他莫昔芬，氨苯砜	氟伐他汀，洛伐他汀，异烟肼	利福平
CYP2C19	美芬妥英，苯妥英，左旋奥硝唑，西肽普兰	西咪替丁，酮康唑，噻氯匹定	卡马西平，炔诺酮，泼尼松
CYP2D6	氟哌啶醇，美西律，可待因，文拉法辛，丁呋洛尔	胺碘酮，西咪替丁，雷尼替丁	
CYP2E1	氯唑沙宗，对乙酰氨基酚，氟氯烷	双硫仑	异烟肼
CYP3A4/5	阿司咪唑，非洛地平，环孢素，萘法唑酮，利托那韦	胺碘酮，氟康唑	卡马西平，苯妥英

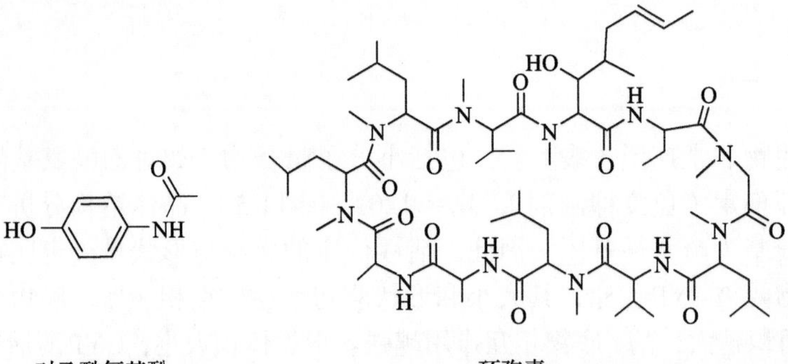

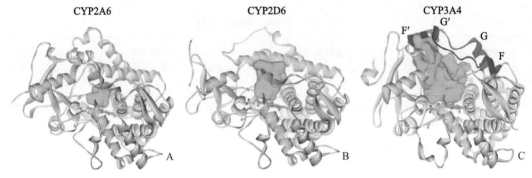

对乙酰氨基酚　　　　　　　　　环孢素

图1-5 CYP底物小分子量药物对乙酰氨基酚和大分子量药物环孢素分子结构式

图1-6 CYP活性位点（绿色区域）

A.小型；B.中等；C.大型

CYP1

三个CYP1（CYP1A1、CYP1A2和CYP1B1）都倾向于代谢具有扁平结构的芳香化合物（如萘、α-萘黄酮与多环芳烃等）。典型的CYP1A底物包括他克林、褪黑素和烷氧基试卤灵。与CYP1A1不同，CYP1A2可代谢含氨基的芳香化合物（如茶碱、β-萘胺和咖啡因）。CYP1B1与CYP1A2的底物具有较大的重叠。然而，代谢也呈现一些差别。比如，两者都可代谢17β-雌二醇，但代谢位点不同。CYP1A2主要催化17β-雌二醇的2-羟基化，CYP1B1则主要催化17β-雌二醇的4-羟基化。

CYP2A6和CYP2B6

CYP2A6的活性位点比较小，因此，其主要代谢小分子量药物，如香豆素和尼古丁。值得一提的是，氢键在CYP2A6-底物识别与结合中扮演重要角色。例如，蛋白残基Asn297与香豆素的羰基形成氢键作用，使C7位点最为靠近血红素，从而发生C7氧化代谢反应。与CYP2A6相比，CYP2B6的活性位点稍大一点。因此，CYP2B6底物也比较小（如美芬妥因和安非他酮）。

CYP2C8、CYP2C9和CYP3A4

CYP2C8、CYP2C9及CYP3A4具有大型活性位点。三者都能代谢大分子量药物，如CYP2C8可代谢紫杉醇（$M_r = 854$）。CYP2C9活性位点可同时容纳2个华法林分子。

CYP3A4可代谢环孢素（$M_r = 1203$）和红霉素（$M_r = 734$）。CYP2C9的底物多为亲脂性的阴离子，如氟比洛芬、双氯芬酸和萘普生（非甾体抗炎药）。该蛋白中的精氨酸残基（Arg108，带正电）在识别底物阴离子基团（羧基）中起到了关键作用。

CYP2C18

因为CYP2C18在肝脏中的蛋白表达量很少，其对药物代谢的贡献微乎其微，所以在此不做讨论。

CYP2C19

CYP2C19代谢弱碱性药物，特别是酰胺类药物，如奥美拉唑、地西泮及美芬妥因。

CYP2D6

CYP2D6具有中等大小的活性位点，其底物（如普萘洛尔）常含有一个碱性氨基和一个芳香环。蛋白中负电残基（Asp301和Glu216）与底物的碱性氨基形成电荷间相互作用。而蛋白中苯丙氨酸残基（Phe120）与底物的芳香环形成π-π相互作用。这两种相互作用把底物牢牢地固定在活性位点中，促使氧化代谢反应的发生。

CYP2E1

通常情况下，CYP2E1的活性位点很小，代谢水溶性的小分子量药物（如对乙酰氨基酚和氟烷）。酶蛋白极性残基（如Thr303）通过形成氢键，在底物（如吲唑）识别与结合中起重要作用。然而，CYP2E1活性位点体积可增加1倍以上，使其能代谢一些不饱和脂肪酸如花生四烯酸。同样，氢键在该酶对脂肪酸的代谢中具有重要意义。脂肪酸的羧基与周边的蛋白极性残基（如His109、Asn206、Val239及Lys243）形成多个氢键，使酶-底物结合稳定，利于催化反应发生。

CYP3A5 和 CYP3A7

CYP3A5与CYP3A4具有90%以上的同源性。两者在底物选择性上几乎没有差别。CYP3A7主要在胎儿时期表达，参与视黄酸与类固醇的代谢。该酶在成人中也有表达，但不表达于肝脏，对药物代谢转化的贡献很小。

值得注意的是，CYP活性位点大小与形状并不是完全固定的，具有一定的弹性。根据特定底物的结构特征，CYP活性位点可发生相应调整，以更好地与该底物结合（称为酶的"适应性"），将其氧化。例如，CYP3A4在与红霉素结合时，其活性位点空间增加了80%。空间增加主要是通过F-G螺旋区域的向外延伸来实现的（图1-6）。CYP2C9与氟比洛芬结合时，其活性位点组成（如B′螺旋）发生了显著变化，使Arg108残基与底物羧基产生电荷相互作用，利于底物结合与代谢反应。再者，前文提到过，CYP2E1可调整其活性位点大小及形状（空间增加了1倍以上），以代谢长链脂肪酸。

CYP氧化反应类型

根据代谢产物结构的变化，CYP氧化代谢反应可具体分为多种类型：环氧化、羟基化、脱氢、脱烷基化、杂原子氧化、脱氨及脱卤反应等。

环氧化

底物中C═C双键（不饱和）可与高价铁氧络合物中氧（缺电子）发生反应。氧插入到C═C双键中，形成环氧化物（图1-7）。

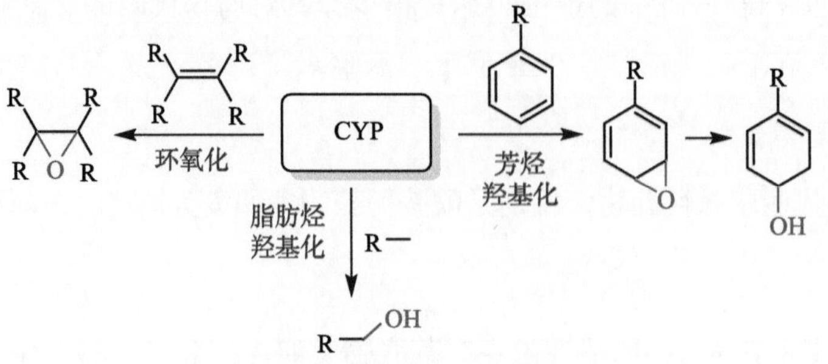

图1-7 环氧化和羟基化反应

羟基化

脂肪烃化合物常被CYP代谢，发生羟基化代谢。如前所述，高价铁氧络合物可从底物吸取H原子，转到活化氧上，形成一个羟基基团—OH。形成的—OH转移到C•，产生羟基化代谢物（图1-7）。芳环也可发生羟基化。但是，反应机制与脂肪烃羟基化不同。芳环中的C═C与高价铁氧发生环氧化反应，产生环氧化物。在水存在的情况下，环氧化物可发生重排，产生羟基化代谢物（图1-7）。

脱氢

在催化羟基化代谢的同时，CYP也可将H原子分别从邻近的两个C基团脱去，降低C—C键饱和度。$(FeO)^{3+}$从底物C基团吸取一个H原子，转变为$(FeOH)^{3+}$。通过去除质子，$(FeOH)^{3+}$可恢复成$(FeO)^{3+}$，于是再从附近的C基团吸取一个H原子。失去H原子的两个C基团非常不稳定，进一步重排形成不饱和代谢产物（图1-8）。

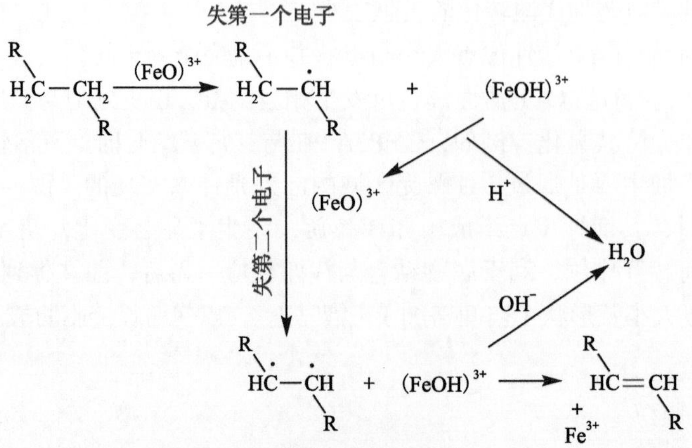

图1-8 脱氢反应

脱烷基化

顾名思义，脱烷基反应是指底物上的烷基（常通过O、N和S与底物连接）脱离的反应。脱烷基是底物被氧化，产物发生"重排"的结果。O原子（或者是N和S原子）旁边的C原子羟基化后，形成醇类化合物（中间产物）。该中间产物不稳定，发生重排，将烷基脱去（图1-9）。在N-脱烷基化（及S-脱烷基化）与O-脱烷基化反应过程中，N或O旁边的C基团都被羟基化。然而，羟基化的机制有差别。O-脱烷基化中C羟基化的机制与脂肪烃羟基化的机制是一致的。在N-脱烷基化中，高价铁氧从底物的氮原子抽取一个电子，产生氮阳离子（铵）。接着，铵离子—C基团发生重排，脱去一个质子，形成C·（图1-9）。高价铁氧接受脱去的质子，形成—OH基团。C·与—OH基团结合，完成C基团羟基化。

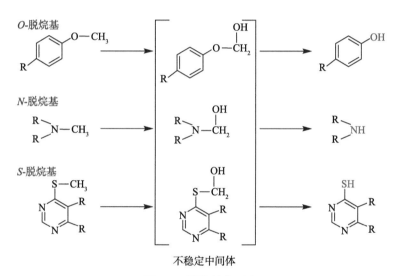

图1-9　脱烷基化反应

杂原子氧化

杂原子氧化反应中的杂原子是指S和N（含孤对电子）。S和N可以直接与高价铁氧发生反应。高价铁氧从底物的杂原子抽取一个电子，使杂原子成为自由基阳离子。该阳离子直接与高价铁氧发生反应，产生N-氧化物或亚砜（图1-10）。此外，伯胺或叔胺的N也可直接被羟基化，形成羟胺。羟胺不稳定，可被氧气氧化（自发过程），产生亚硝基和硝基化合物（图1-11）。

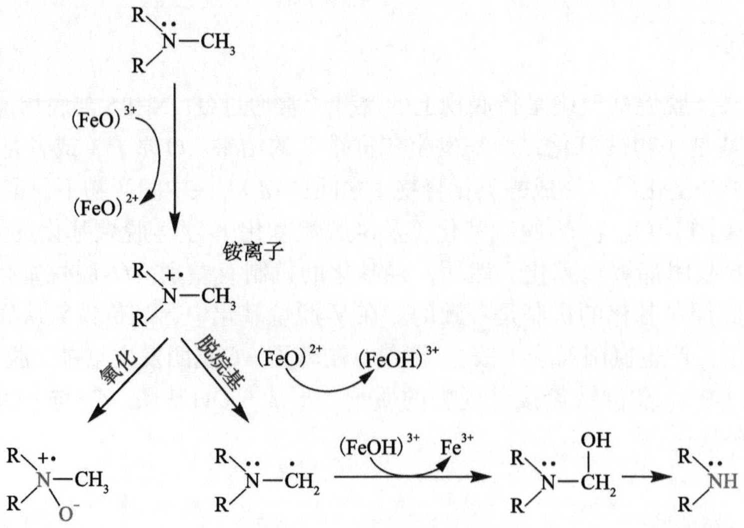

图1-10 杂原子氧化反应

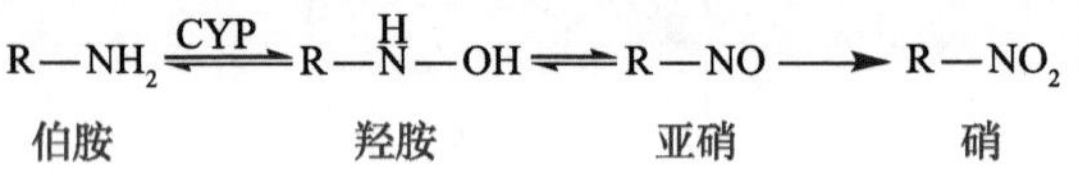

$$R-NH_2 \underset{}{\overset{CYP}{\rightleftharpoons}} R-\overset{H}{\underset{}{N}}-OH \rightleftharpoons R-NO \rightarrow R-NO_2$$

伯胺　　　　　羟胺　　　　亚硝　　　　硝

图1-11 伯/叔胺氧化反应

脱氨

药物中的胺类根据氮原子上所连烃基的数目分为伯胺、仲胺及叔胺。通过C—N单键向双键的转化，药物中的伯胺基团可被完全脱去，产物为酮与氨气（图1-12）。

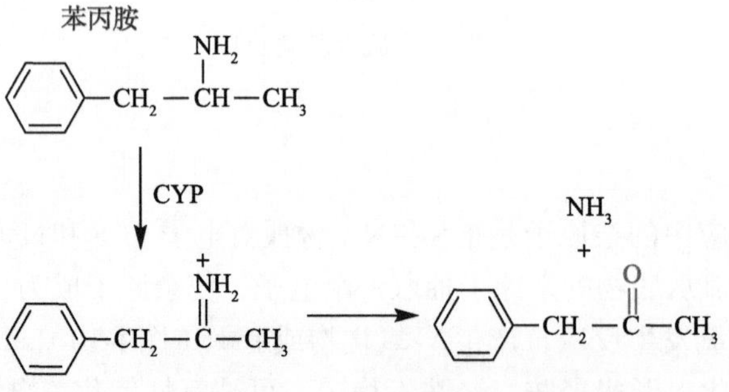

图1-12 脱氨反应

脱卤

利用羟基化，CYP可将卤原子X（Cl、Br和F）从药物分子中去除。药物分子中C基团（位于卤原子旁）被CYP羟基化后，发生重排，卤原子被脱去，产物为酮（醛）与卤离子（图1-13）。

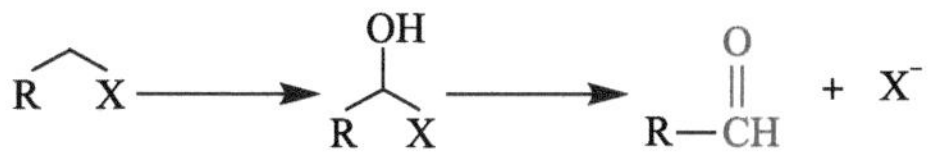

图 1-13　脱卤反应

CYP诱导

在临床用药中，一种药物的使用造成另一种药物代谢（清除）加快的现象称为"酶诱导"。这种造成另一种药物代谢增加的药物称为"诱导剂"。CYP是一类可以被诱导的酶。已知的CYP诱导剂有抗惊厥药（如苯妥英、卡马西平与苯巴比妥）、类固醇（如地塞米松和泼尼松龙）、多环芳烃（常存在于大气污染物、香烟及烤肉中）、抗生素（如利福平、灰黄霉素与氟氯西林）、植物药（如金丝桃）及蛋白酶抑制剂（如利托那韦和奈非那韦）等。利福平被认为是最强的CYP诱导剂。苯妥英的诱导效应是利福平的60%～70%。卡马西平和苯巴比妥的效能是利福平的40%左右。主要的可被诱导的CYP有CYP1A1/2、CYP2C8/9和CYP3A4。这些酶被诱导的发生机制很类似。CYP2E1也可被诱导，其诱导机制与上述酶不同。然而，也有不易发生诱导的CYP，如CYP2D6。

CYP1诱导

二噁英（dioxin/TCDD）是CYP1A及CYP1B1典型的诱导剂。TCDD诱导CYP1A1/2和CYP1B1是通过激活芳香烃受体（aryl hydrocarbon receptor，AhR）来实现的。一般情况下，AhR存在于胞质中。当TCDD与AhR结合后，AhR进入细胞核，并与核蛋白AhR芳香烃受体核转运子（aryl hydrocarbon receptor nuclear translocator，ARNT）形成二聚体。该二聚体结合到CYP1基因启动子上的外源物反应元件（xenobiotic-response element，XRE）上，招募共激活因子（如BRCA1、ERAP-140和HNF4α），促进CYP1基因及其他酶编码基因转录表达（图1-14）。

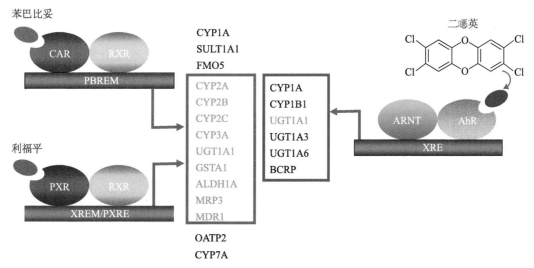

图 1-14　结合配体后，AhR、CAR和PXR形成异源二聚体招募共激活因子促进CYP基因转录表达

CAR，组成型雄甾烷受体；RXR，类视黄醇X受体；PBREM，苯巴比妥反应增强元件；PXR，孕烷X受体；XREM，外源物反应增强元件；PXRE，PXR反应元件

CYP1诱导常可导致肺毒性。空气中有害物质（如多环芳烃）诱导肺CYP1的表达，从而产生大量活性氧化物。活性氧化物攻击DNA，形成共价结合物，后者具有较高的致癌性。例如，机体内CYP1A1被诱导，以代谢香烟中的亚硝胺（如NNK）。NNK代谢物与DNA形成O^6-甲基鸟嘌呤加合物，对DNA进行破坏。

CYP2A/2B/2C/3A诱导

与AhR位于胞质不同，调控CYP2A/2B/2C/3A的转录因子常位于细胞核内。因此，这些转录因子也被称为核受体。各核受体在结构上很相似，均包含N端DNA结合域（DNA-binding domain，DBD）和C端配体结合域（ligand-binding domain，LBD）。LBD是一个类似"α螺旋三明治"的结构，由三层α螺旋组成（分别为α1/α3、α4/α5/α8与α7/α10）（图1-15）。在没有配体的情况下，LBD被共抑制因子锁在"关闭"状态。配体与LBD结合后，促使LBD发生构象变化，释放共抑制因子。随之，核受体招募共激活因子（如SRC-1和GRIP1），结合到XRE，激活基因转录。值得注意的是，一些核受体［如甲状腺激素受体（thyroid hormone receptor，TR）、维生素D受体（vitamin D receptor，VDR）、组成型雄甾烷受体（constitutive androstane receptor，CAR）及孕烷X受体（pregnane X receptor，PXR）等］需要与类视黄醇X受体（retinoid X receptor，RXR）形成二聚体后才能与XRE结合（图1-14）。

与大多数核受体不同，CAR具有"基本"功能（这也是其命名中"constitutive"的含义所在）。CAR可在没有激动剂的情况下工作，维持目标基因的表达。在没有激动剂的情况下，CAR也可招募其二聚体伴侣RXR和共激活因子SRC-1，形成CAR/RXR/SRC-1复合物。该复合物结合于苯巴比妥反应增强元件（phenobarbital-responsive enhancer module，PBREM）或ER6元件，诱导目标基因（如*CYP2A6*、*CYP2B6*、*CYP2C8*、*CYP2C9*、*CYP2C19*及*CYP3A4*）转录表达。目前，激动剂的作用不是很明确。激动剂可能增加CAR/RXR二聚体的稳定性，促使其与SRC-1良好结合，进而提高CAR/RXR/SRC-1复合物与PBREM结合的效率。激动剂的作用也可能是促进了CAR从胞质到细胞核的转移。此外，CAR激动剂具有种属差异，如CITCO是人类CAR的激动剂，但是对小鼠CAR没有作用。TCPOBOP是小鼠CAR的激动剂，但是对人类CAR没有作用。

PXR受体LBD的结合位点（binding site）体积较大（图1-15）。因此，其配体较为广泛，配体间化学结构差异大（常用"杂乱"来形容）。类似于CYP3A4，PXR-LBD的活性位点具有一定的弹性，可增加其空间以结合大分子量配体。例如，PXR可以很好地结合SR12813（图1-16A）。为了结合更大的贯叶金丝桃素（hyperforin），活性位点通过移动两个残基（Leu209和His407）侧链位置，将其体积增加了21%（图1-16B）。为了结合结构更大的利福平（rifampicin），活性位点上大量的残基（200～210与309～318环）发生向外移动，以腾出结合空间（图1-16C）。尽管如此，PXR还有一定的配体选择性，如利福平和贯叶金丝桃素可激活PXR，但对CAR没有作用。此外，代谢酶诱导剂具有种属差异，如利福平是人PXR的激动剂，但是对大鼠PXR没有作用。PXR与激动剂结合后，与RXR结合成二聚体。该二聚体结合于外源物反应增强元件（xenobiotic response enhancer module，XREM），招募共激活因子（如SRC-1与PGC-1α），促进目标基因（如CYP3A）转录表达。核受体CAR和PXR的调控作用具有窜扰（cross-talk）

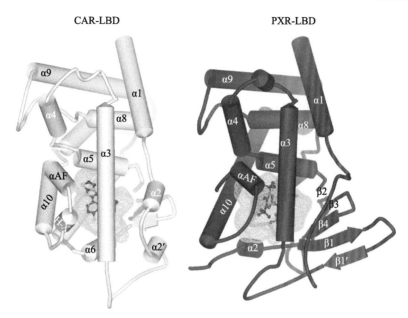

图1-15　CAR-LBD与PXR-LBD的三维结构

绿色区域为配体结合位点

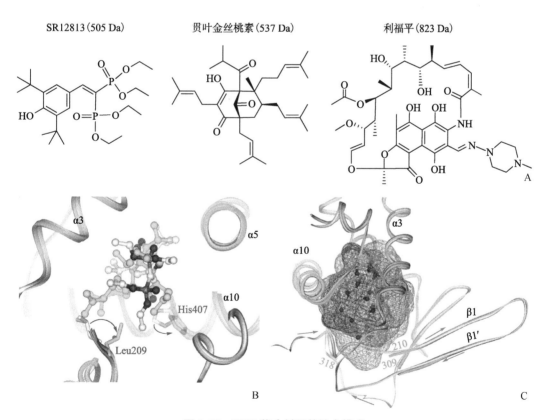

图1-16　PXR激动剂及其结合模式

B、C中银灰色、青色和绿色分别代表与SR12813、贯叶金丝桃素和利福平结合的PXR蛋白结构。C中蓝色区域为SR12813结合位点，红色区域为利福平结合位点

现象。例如，CAR主要调控CYP2B6和CYP2C9，但是PXR也参与这些基因的调控。CYP3A4/5主要被PXR调控，但是其表达也同时受CAR的控制。

CYP2E1诱导

CYP2E1也是一个可以被诱导的酶。与上述CYP通过转录调控发生诱导不同，CYP2E1诱导是通过抑制其蛋白降解来实现的。正常情况下，细胞会生成大量的CYP2E1蛋白。大部分CYP2E1蛋白被蛋白酶体（proteasome）消化破坏。诱导剂与CYP2E1蛋白结合后，能阻止蛋白酶体对CYP2E1的破坏，从而升高其蛋白水平。目前，人们尚不清楚诱导剂阻止蛋白酶体破坏CYP2E1的作用机制。

CYP抑制

酶抑制是指药物使代谢酶的代谢活性降低的现象。能降低代谢酶活性的药物称为酶"抑制剂"。酶抑制机制分为可逆抑制（reversible inhibition）与不可逆抑制［即机制性抑制（mechanism-based inhibition）］两大类。前者包括四种类型：竞争性抑制（competitive inhibition）、非竞争性抑制（non-competitive inhibition）、反竞争性抑制（uncompetitive inhibition）及混合型抑制（mixed-type inhibition）。

竞争性抑制是最简单的酶抑制形式。在竞争性抑制中，底物（药物）与抑制剂可分别结合（但不能同时结合）到同一个位点（酶活性位点）（图1-17）。抑制剂与底物竞争酶的活性位点，从而阻碍酶与底物结合形成中间产物，使酶活性降低。竞争性抑制的结果是代谢反应的K_m或K_s值（代表亲和力）增大，而V_m值保持不变。在Lineweaver-Burk双倒数图中，抑制剂使直线的斜率增大，直线变陡，交叉点正好位于Y轴上（图1-17）。

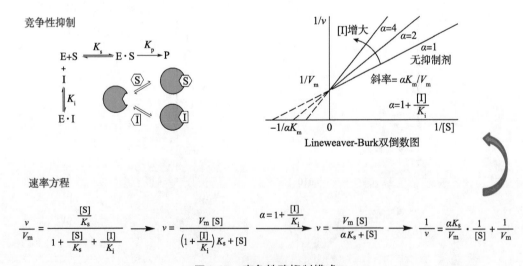

图 1-17　竞争性酶抑制模式

v为代谢反应速率，V_m为最大反应速率，［S］为底物浓度，［I］为抑制剂浓度，E为酶，K_m为米氏常数，K_s为底物解离常数，K_i为抑制剂解离常数，K_p为有效催化常数

在反竞争性抑制中，抑制剂只结合于酶-底物复合物，而不能与自由酶结合

（图1-18）。也就是说，底物和抑制剂与酶结合有先后之分。酶先与底物结合，催化底物代谢。随之，抑制剂再与酶-底物复合物结合。与抑制剂结合后，代谢反应被完全抑制。抑制剂与底物的结合位点不同，其有自己独立的结合位点（称为抑制位点）。反竞争性抑制的结果是代谢反应的 K_m 与 V_m 值都减小，且两者减小的幅度是一致的。在 Lineweaver-Burk 双倒数图中，抑制剂使直线整体上移，斜率不变（图1-18）。

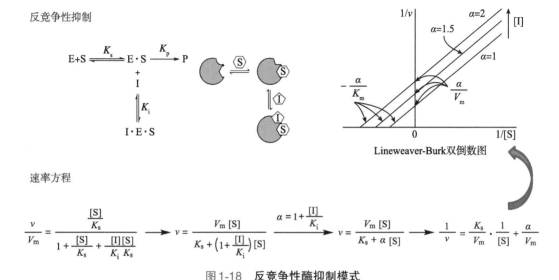

反竞争性抑制

速率方程

$$\frac{v}{V_m} = \frac{\dfrac{[S]}{K_s}}{1 + \dfrac{[S]}{K_s} + \dfrac{[I][S]}{K_i\,K_s}} \longrightarrow v = \frac{V_m[S]}{K_s + \left(1 + \dfrac{[I]}{K_i}\right)[S]} \quad \alpha = 1 + \dfrac{[I]}{K_i} \longrightarrow v = \frac{V_m[S]}{K_s + \alpha[S]} \longrightarrow \frac{1}{v} = \frac{K_s}{V_m} \cdot \frac{1}{[S]} + \frac{\alpha}{V_m}$$

图 1-18　反竞争性酶抑制模式

顾名思义，混合型抑制就是竞争性抑制与反竞争性抑制的结合。混合型抑制剂可与底物竞争自由酶的活性位点。同时，也可通过独立的抑制位点，与酶-底物复合物结合，阻止代谢反应。混合型抑制的结果是代谢反应的 K_m 值增大，而 V_m 值减小。在 Lineweaver-Burk 双倒数图中，抑制剂使直线的斜率增大、直线变陡，交叉点位于第二象限内（图1-19）。非竞争性抑制是混合型抑制的一个特例。当酶与抑制剂之间的亲和力等同于 ES 复合物与抑制剂之间的亲和力（即 $\alpha = 1$，底物与酶的预先结合并不影响抑

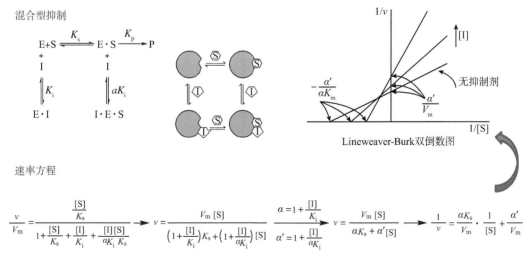

混合型抑制

速率方程

$$\frac{v}{V_m} = \frac{\dfrac{[S]}{K_s}}{1 + \dfrac{[S]}{K_s} + \dfrac{[I]}{K_i} + \dfrac{[I][S]}{\alpha K_i\,K_s}} \longrightarrow v = \frac{V_m[S]}{\left(1 + \dfrac{[I]}{K_i}\right)K_s + \left(1 + \dfrac{[I]}{\alpha K_i}\right)[S]} \quad \begin{array}{l}\alpha = 1 + \dfrac{[I]}{K_i} \\[2mm] \alpha' = 1 + \dfrac{[I]}{\alpha K_i}\end{array} \longrightarrow v = \frac{V_m[S]}{\alpha K_s + \alpha'[S]} \longrightarrow \frac{1}{v} = \frac{\alpha K_s}{V_m} \cdot \frac{1}{[S]} + \frac{\alpha'}{V_m}$$

图 1-19　混合型酶抑制模式

制剂与酶的结合力）时，混合型抑制就是非竞争性抑制。非竞争性抑制的结果是代谢反应的 K_m 值保持不变，而 V_m 值减小。在Lineweaver-Burk双倒数图中，抑制剂使直线的斜率增大、直线变陡，交叉点正好位于 X 轴上。从以上分析可知，四类可逆性酶抑制呈现截然不同的Lineweaver-Burk双倒数图。因此，双倒数图可用于判定酶代谢抑制的机制。

不可逆抑制形成的原因有两个。一是代谢物滞留：底物与酶结合后，发生代谢反应，产生代谢物。与正常情形下代谢物脱离不同，代谢物滞留在活性位点。二是底物或代谢物上的活性基团与酶发生共价结合，严重时可破坏活性位点，使酶失活。破坏酶使其失活的不可逆抑制又被称为"自杀"式抑制。不可逆抑制的特点是抑制强度随时间增加而变强。

第二节　羧酸酯酶

羧酸酯酶（carboxylesterase，CES）广泛存在于哺乳动物各组织的内质网，属于 I 相代谢酶。它们在体内主要催化底物的水解反应（图1-20）。内源性或外源性的酯、硫酸酯及酰胺类的化合物可以经CES代谢，产生的代谢产物可再被其他酶代谢以增加溶解性，然后排出体外。

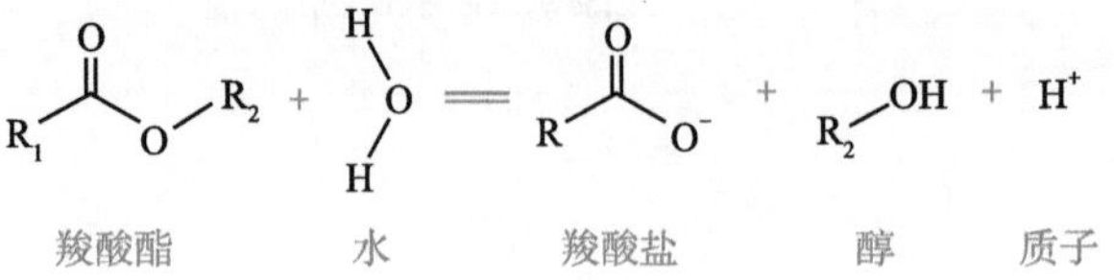

图1-20　CES催化水解反应

CES通过两步反应完成酯的水解：①形成一个酰基化的酶中间体；②降解此中间体（图1-21）。物质经CES代谢产生的水解产物大多具有两种化学特性：一种是含有酚羟基类的化合物，可作为UGT等的底物（如CPT-11经CES代谢后产生的SN-38为UGT的底物）；另一种是有机阴离子类的化合物，可作为有机阴离子转运体如MRP2的底物。因

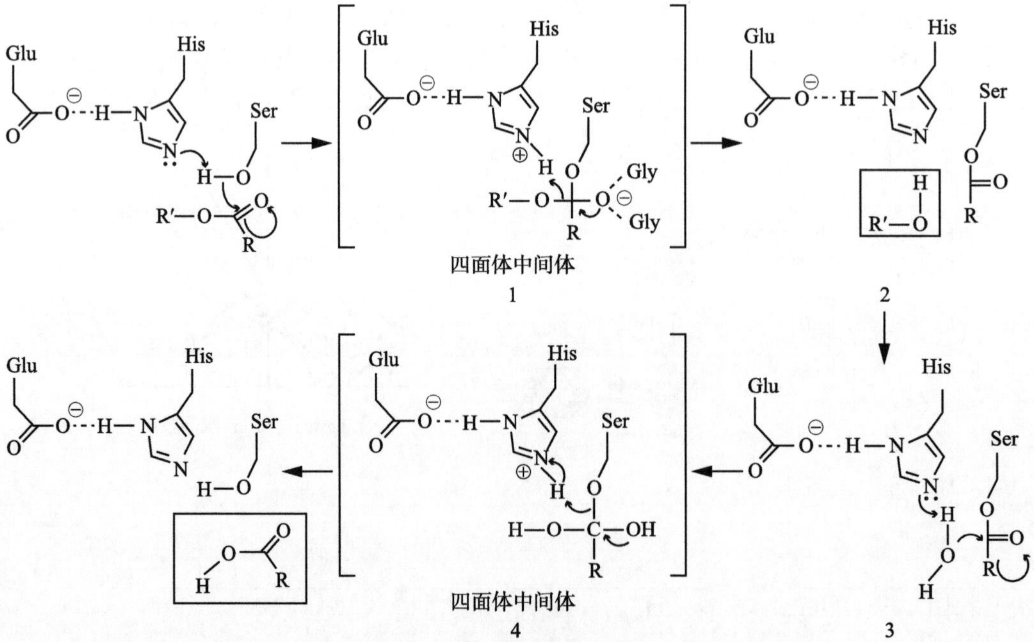

图1-21　CES的水解机制

此，CES在酶-酶及酶-转运体相互作用中扮演了重要的角色。

　　CES可将前致癌物转化为致癌物，如将广泛运用于油漆及黏合剂工业的醋酸乙烯酯转化为可致癌的乙醛。内源性的短/长链酰基甘油、长链酰基肉毒碱、长链酰基辅酶A等也会经CES代谢，故CES在维持基础代谢稳态中发挥了一定作用。最近的研究发现CES与肥胖、脂肪肝等代谢性疾病有关，因此CES是治疗代谢紊乱的潜在靶点。许多药物（如普鲁卡因、可卡因、奥昔布宁等）或前药（如CPT-11、贝那普利、奥司他韦等）都是CES的底物。由于前药多是药物活性成分的酯类衍生物，因此CES在前药的药代动力学过程中发挥着非常重要的作用，研究CES的代谢特性为合理设计前药提供了理论支持。

CES家族

　　早期CES的命名方法十分混乱，直至2010年Holmes等提出了一种更加简明且系统性更强的命名系统。在此系统中，根据同源性、基因结构、染色体定位将哺乳动物的CES分为5个家族：CES1、CES2、CES3、CES4A和CES5A。小鼠CES的5个家族为Ces1（1a、1b、1c、1d、1e、1f、1g和1h）、Ces2（2a、2b、2c、2d、2e、2f、2g和2h）、Ces3（3a、3b）、Ces4a和Ces5a。在所有CES家族中，CES1和CES2亚族为主要在哺乳动物肝肠中表达且具有水解酶活性的CES。

　　在同源性比对研究中发现，小鼠Ces1d、Ces2c分别与人CES1、CES2直接同源。而其他的小鼠Ces成员与人CES家族的同源性还有待研究。

分布及表达

　　CES广泛分布于哺乳动物的各个组织，在皮肤、肝脏、肺、肾脏及肠中均有表达。人的CES1主要在肝中表达，在肠及其他组织器官中表达量较低。CES2主要在肝、肠、肾及心脏中表达。CES3主要在肝和肠中表达，但它在肝、肠中的表达量远低于CES1及CES2。小鼠Ces1d与其同源的人CES1具有相似的组织分布特性，即主要在肝中表达。Ces1g仅在肝和肠中表达。Ces2家族在肠中的表达明显高于其他组织。CES的体内表达、分布具有种属差异，研究者发现人的血浆中不含有CES，而兔、大鼠、小鼠和马等动物血浆中存在CES且含量较高。

　　了解CES的分布特性对药物设计有着重要的意义。举例来说，人体肠中主要表达CES2而不表达CES1，哌甲酯等CES1的底物在肠中极少代谢，这种前药设计就比较成功。而容易在人小肠中被CES2代谢的酯类药在口服吸收上则可能会存在问题。因此设计口服的酯类前药时需要考虑胃肠道中CES的表达情况及酶底物的选择性，以判断药物是否适合合成酯类前药。

酶结构

CES在细胞内主要位于内质网。CES的C端含有His-Xxx-Glu-Leu序列（HXEL序列，也称滞留信号），能与KDEL受体作用从而定位于内质网膜。HXEL序列中的Glu（E）和Leu（L）是滞留信号产生所必需的氨基酸残基，而X残基则因单体酶而异。丝氨酸水解酶催化三联体（Ser、Glu和His）是CES催化中心的重要组成部分，催化三联体中任一氨基酸的突变都会造成CES催化活性丧失。底物结合于催化位点后，催化三联体将质子传递给底物结构中的活性基团（酯键中的羰基），形成四面体中间体，随后该中间体被水解产生代谢产物。氨基酸序列中Gly的—NH—基团可与中间体的氧负离子以氢键结合，使四面体中间体处于过渡态，并提高中间体与CES结合的稳定性（图1-22）。

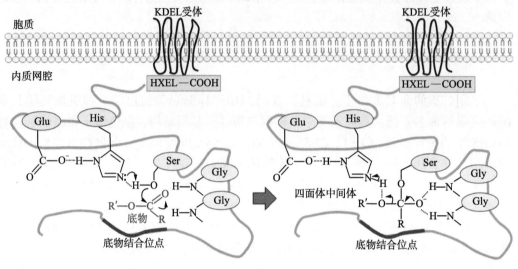

图1-22　CES结构示意图

转录调控

CES的表达受到多种转录因子及核受体的调控，各核受体通过直接或间接的方式上调或下调CES的表达。在CES基因的启动子区域有许多转录因子（Sp1、Sp3、C/EBP、USF1、NF-1、NF-κB、PPAR-α、GR、SREBP、HNF1、HNF3及HNF4等）的潜在结合位点，并且CES同一家族中的成员在启动子区域上有许多相同的潜在结合位点。Sp1、C/EBP、NF-1和FXR可以结合于CES1基因的启动子区域，调控CES1的表达。PXR、CAR、LXR及肝细胞核因子（HNF）4α是调控小鼠Ces2的主要核受体，它们对CES的表达起到正调控的作用。过氧化物酶体增殖物激活受体（PPAR）-α、糖皮质激素受体（GR）及小异二聚体伴侣（SHP）则会下调CES的表达。此外，特异性蛋白（Sp）1、Sp3及USF1对小鼠的Ces2具有调控作用。将核受体的特异性激动剂给予动物或用于处理细胞会观察到CES表达的变化，但不同核受体对不同酶的具体调控机制还有许多未知的部分亟待研究。

底物选择性

目前对CES底物选择性的研究较多集中于CES1和CES2。尽管CES1和CES2有

47%的氨基酸相似度，它们对底物选择性却相差较大。CES1更倾向于代谢含有较小醇基或较大酰基的化合物，而CES2则更倾向于代谢含有较大醇基或较小酰基的化合物。因此，哌替啶乙酯和可卡因甲酯会通过CES1而不通过CES2进行代谢；而可卡因苯甲酰酯、伊立替康、吗啡和阿司匹林等则更倾向于被CES2代谢（表1-2）；CES3也可以水解伊立替康，但其水解活性远低于CES2。其他CES的底物选择性还有待研究。

表1-2　CES1和CES2的底物选择性

CES1		CES2	
药物	前药	药物	前药
抗病毒药		抗病毒药	
	奥司他韦		—
	索非布韦		—
心血管系统药物		心血管系统药物	
氯吡格雷	依那普利		普拉格雷
氯贝丁酯	沙库必曲		阿司匹林
非诺贝特	辛伐他汀		达比加群酯
	洛伐他汀		阿齐沙坦酯
	达比加群酯		
中枢神经系统药物		中枢神经系统药物	
可卡因		可卡因	吗啡
哌替啶			加巴喷丁
氟马西尼			醋酸艾司利卡西平
卢非酰胺			
抗肿瘤药物		抗肿瘤药物	
	卡培他滨		伊立替康
	telotristat etiprate		卡培他滨
			pentyl PABC-doxazolidine
			醋酸阿比特龙
免疫抑制药		免疫抑制药	
	吗替麦考酚酯		甲泼尼龙琥珀酸钠
			地夫可特
其他		其他	
奥昔布宁	富马酸二甲酯		尿苷三醋酯纤维
			赛乐西帕

第三节　黄素单加氧酶

黄素单加氧酶（flavin monooxygenase，FMO）是一种微粒体酶，主要催化含氮、硫及磷等亲核杂原子药物的氧化反应。人类FMO有5个亚型，分别为FMO-1、FMO-2、FMO-3、FMO-4及FMO-5。其中，FMO-3是最重要的，在人肝脏中的表达量是CYP3A4

含量的60%左右。FMO-5也在肝脏中表达，且表达水平与FMO-3相近。其他FMO（FMO-1、FMO-2及FMO-4）在肝脏中几乎不表达。FMO-1主要表达在肾脏及小肠，而FMO-3在肾脏不表达。

FMO结构中有两个结合位点，分别结合NADPH与FAD。NADPH为电子供体［辅助因子（co-factor）］，FAD是电子载体。FMO氧化反应的基本催化机制如下：①NADPH将FAD还原，生成FADH$_2$（携带两个电子）与NADP$^+$；②FADH$_2$与O$_2$反应，形成FADOOH（氢化过氧化黄素）；③含亲核杂原子的底物将NADP$^+$置换，并与FADOOH中的一个氧原子结合，形成氧化代谢物。与CYP相比，人们对FMO的底物选择性了解较少。FMO-3倾向于氧化代谢小体积杂原子，而FMO-1代谢含大体积侧链的药物（如氯丙嗪和丙米嗪）。FMO-2更偏向代谢硫原子而不代谢含氮药物。

第四节　单胺氧化酶

单胺氧化酶（monoamine oxidase，MAO）是机体内参与胺类物质代谢的主要酶类，其代谢底物主要为单胺类物质。MAO有两个亚型：MAO-A与MAO-B（均存在于线粒体中）。MAO-A主要以儿茶酚胺类和含有羟基的胺类物质为作用底物；MAO-B则主要代谢不含羟基的胺类物质。FAD为MAO催化氧化反应的辅助因子。MAO将底物氧化，同时FAD被还原。

第五节　水　解　酶

有些药物分子结构上含有酯键或酰胺键，易被酯酶（esterase）或酰胺酶（amidase）代谢（图1-23）。酯酶（又称羧酸酯酶，第二节已述）存在于各组织和血浆中，可代谢普鲁卡因、阿司匹林、可卡因、海洛因和氯霉素等药物。酯酶上的丝氨酸残基（羟基）在酯键的水解中起重要作用（见第二节）。

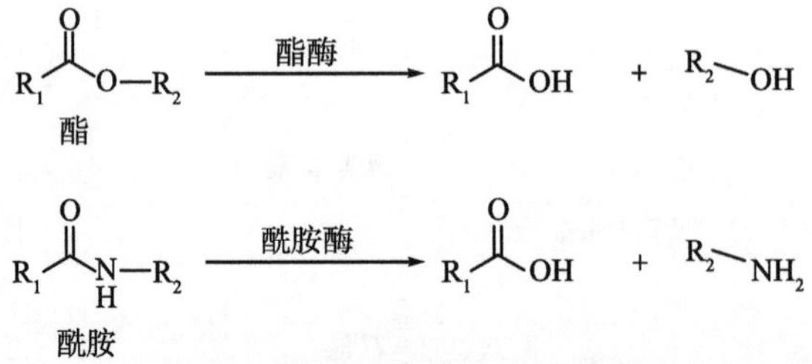

图1-23　酯键或酰胺键水解代谢

环氧水解酶（epoxide hydrolase，EH）是另一类水解酶，其主要功能为将环氧化物（来源于CYP代谢）转化为二醇（diol），降低其反应性。微粒体环氧水解酶（mEH或EPHX1）有两种形式：Ⅰ型和Ⅱ型。Ⅰ型酶位于肝内质网膜上，负责对环氧化物的二醇转化。Ⅱ型酶位于肝细胞膜上，在胆酸摄取过程中扮演重要角色。水溶性环氧水解酶（sEH或EPHX2）也可催化环氧化物的二醇转化，在很多组织有表达，包括肝脏、肾脏和肺等。sEH参与体内脂肪酸和白三烯环氧化物的代谢，对血压调节和炎症发生起作用。Tyr 与 Asp 残基在 EH 催化过程中起重要作用（图 1-24）。Tyr 残基提供一个质子，促使 Asp 残基的羧基与底物作用，形成酶-底物酯型复合物（中间产物）（图 1-24）。后者经由水解反应，产生二醇代谢物（图 1-24）。

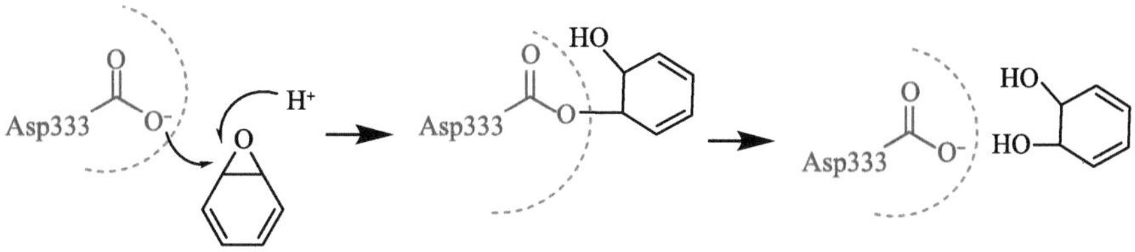

图 1-24　环氧水解酶将环氧化物转化为二醇

第六节　UDP- 葡萄糖醛酸转移酶

UDP- 葡萄糖醛酸转移酶（UDP-glucuronosyltransferase，UGT）主要催化葡萄糖醛酸化反应。葡萄糖醛酸化反应是底物（药物）结构中的亲核性基团（如羟基、羧酸、氨基、硫醇及酸性碳原子）与葡萄糖醛酸基团（由辅酶 UDPGA 提供）间发生的结合反应（图 1-25）。其反应机制与 S_N2（过渡态包含 2 个分子）亲核取代反应的机制相似。在葡萄糖醛酸化反应过程中，葡萄糖醛酸 C1 位原子的构象发生翻转，形成具有 βD 构象的结合产物（葡萄糖醛酸苷），并产生尿苷二磷酸（UDP）（图 1-25）。葡萄糖醛酸化代谢是许多内源物和外源物清除至体外的关键途径，包括药物（如 SN-38、霉酚酸和雷洛昔芬）、食物成分（如羟基肉桂酸和黄酮）、毒素（如苯并［α］芘和亚硝胺）、胆红素、胆

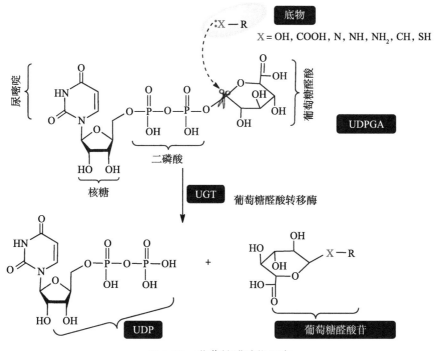

图 1-25　葡萄糖醛酸化反应

酸、雌激素和类固醇激素等。

UGT 家族

　　UGT是一个超家族，其成员的多样性决定了其功能的多样性。每个UGT家族成员具有独特但又可重叠的底物和抑制剂。从进化的角度来看，人类的UGT与来源于细菌、酵母和植物中的糖苷转移酶相近。这些细菌、酵母和植物中的糖苷转移酶将核苷糖基（UDP-葡萄糖、UDP-半乳糖和UDP-木糖）上的糖基转移至亲脂性底物的活性基团上。所有的UGT均含有一段长度为29个氨基酸的特征序列，该特征序列参与了UDP-糖基的结合。在2007年，研究人员解析出了UGT2B7的C端（UDPGA结合域）晶体结构，并阐明了UGT2B7与辅酶（UDP-糖基）结合的关键氨基酸残基。迄今为止，一共发现了22个编码人类UGT的基因。根据序列相似度可将人UGT划分为4个家族：位于染色体2q37上的UGT1、位于染色体4q13上的UGT2、位于染色体5p13.2上的UGT3，以及位于染色体4q26上的UGT8（图1-26）。

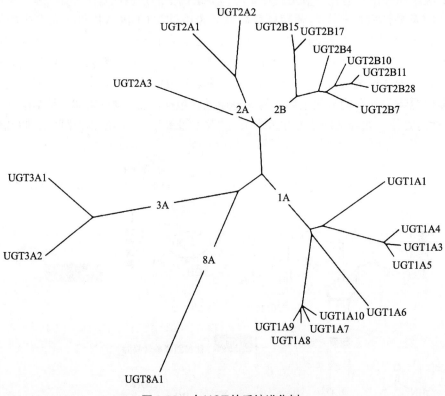

图1-26　人UGT的系统进化树

　　UGT1与UGT2家族是负责外源物（药物）葡萄糖醛酸化代谢的主要UGT（图1-27）。UGT1（UGT1A）包含9个成员：UGT1A1、UGT1A3、UGT1A4、UGT1A5、UGT1A6、UGT1A7、UGT1A8、UGT1A9和UGT1A10。每个成员的基因均由5个外显子构成。其中，第一个外显子（1号外显子）是独立编码的，而其他4个外显子（2～5号外显子）

是共用的（图1-27 A）。第一个外显子与其他4个共用外显子经选择性剪接后，产生9个不同的转录本，进而翻译成9个具有相同C端而N端不同的功能蛋白。值得一提的是，UGT1家族还包含4个假基因（UGT1A2p、UGT1A11p、UGT1A12p和UGT1A13p，p代表"pseudo"），这些假基因不编码功能蛋白。

与UGT1家族不同，大多数UGT2家族成员是由独立的6个外显子基因编码的（图1-27 B）。UGT2家族可进一步划分为两个亚家族，即UGT2A和UGT2B。UGT2A包含3个成员，分别为UGT2A1、UGT2A2和UGT2A3。编码UGT2A1和UGT2A2的基因与UGT1家族基因相似，两者的1号外显子是独立编码的，而2～6号外显子是共用的。UGT2B包含7个成员，分别为UGT2B4、UGT2B7、UGT2B10、UGT2B11、UGT2B15、UGT2B17和UGT2B28。UGT2B亚家族还包含5个假基因，分别为UGT2B24p、UGT2B25p、UGT2B26p、UGT2B27p和UGT2B28p。

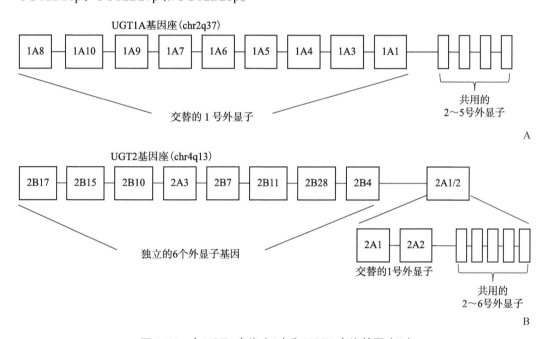

图1-27　人UGT1家族（A）和UGT2家族基因（B）

UGT1A家族、UGT2A1和UGT2A2基因由特异的1号外显子与共用的外显子组装而成。此图未展示UGT假基因

UGT3家族成员主要分布于胸腺、睾丸和肾脏，而在肝脏和胃肠道内不表达。虽然UGT3不能利用UDPGA，但其可利用UDP-葡萄糖、UDP-乙酰氨基葡萄糖和UDP-半乳糖。UGT3在药物及其他外源物的代谢过程中没有明显的作用。与UGT3成员相似，UGT8A1是一种UDP-半乳糖神经酰胺转移酶，也利用UDP-半乳糖作为糖基供体。因此，UGT8A1对外源物代谢的贡献也可忽略不计。

生理作用

胆红素（bilirubin）是血红素的代谢产物。血红素经血红素氧化酶（heme oxidase）介导转化为胆绿素（biliverdin）。胆绿素经还原酶介导转化为胆红素。胆红素亲脂性高，可进入脑内，产生神经毒性。因此，机体需要及时清除产生的胆红素，使其不能在体内蓄积。UGT1A1是代谢清除胆红素的主要酶，在维持胆红素稳态中扮演关键作用。UGT1A1缺失会造成多种高胆红素血症。其中，最严重的高胆红素血症称为Crigler-Najjar（CN）综合征。CN综合征分为CN-Ⅰ型和CN-Ⅱ型。CN-Ⅰ型病人体内UGT1A1完全缺乏，不能代谢胆红素，导致血中胆红素水平明显增高。过多的胆红素扩散入脑内，可引发胆红素脑病（可致命）。CN-Ⅱ型病人体内UGT1A1大部分缺乏（低于正常人的10%），导致胆红素代谢障碍，引起胆红素水平增高。还有一种轻微的高胆红素血症称为Gilbert综合征。Gilbert综合征的产生是由*UGT1A1*基因突变造成的。病人携带*UGT1A1*基因变种（UGT1A1*28），造成UGT1A1表达缺失（正常人的30%以下），使胆红素代谢减少、胆红素水平升高。

胆酸有着重要的生理功能（如促进脂肪及脂溶性物质的消化与吸收）。然而，由于其两亲性（亲水亲油）属性，过多的胆酸常引起肝毒性。因此，维持胆酸的稳态平衡具有重要的生理意义。约1/3的胆酸由UGT（如UGT1A3、UGT1A4、UGT2B4及UGT2B7）代谢清除，以避免在肝脏内的过度蓄积。可见，UGT对胆酸稳态平衡的维持起着重要作用。

分布及表达

肝脏是表达UGT种类及含量最丰富的组织。UGT1A和UGT2B在肝外组织中也有不同程度的表达，包括肾脏、小肠、结肠、胃、肺和脑（其中肾脏和小肠是主要的肝外代谢场所）等。肝脏、肾脏和小肠中表达多种UGT的mRNA（图1-28）。在肝脏mRNA表达最多的UGT1为UGT1A1、UGT1A9、UGT1A4和UGT1A6；表达最多的UGT2为UGT2B4、UGT2B15、UGT2B10和UGT2B7。UGT1A9、UGT2B7和UGT1A6在肾脏中的表达量最为丰富，分别约占肾脏中UGT总量的47%、31%和11%。三者的总含量约占肾UGT总量的90%（图1-28）。在小肠mRNA表达最多的UGT1为UGT1A10、UGT1A1、

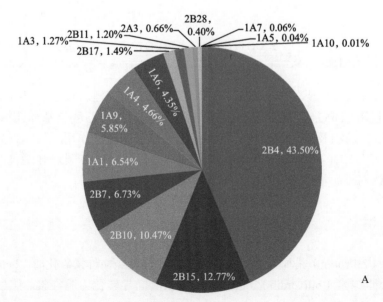

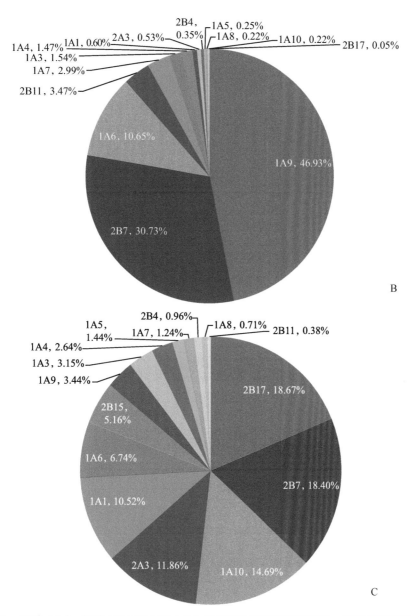

图1-28 肝脏（A）、肾脏（B）和小肠（C）中*UGT1*和*UGT2*基因的mRNA相对表达水平

UGT1A6和UGT1A9；表达最多的UGT2为UGT2B17、UGT2B7、UGT2A3和UGT2B15（图1-28）。值得注意的是，UGT2B4是肝脏中表达量最高的UGT，但其在小肠中的表达量仅占UGT总量的0.96%。此外，UGT1A10在小肠中高表达，而在肝脏中几乎不表达。

UGT蛋白表达基本符合mRNA水平。UGT1A1、UGT1A3、UGT1A4、UGT1A6、UGT1A9、UGT2B4、UGT2B7、UGT2B10、UGT2B15和UGT2B17蛋白在肝脏中均有明显表达，相对表达差异在4倍以内。UGT1A6、UGT1A9和UGT2B7在肾脏中表达最高。UGT2A3、UGT1A10、UGT2B7和UGT2B17是肠道中表达最为丰富的UGT。

酶结构

UGT是膜蛋白（约530个氨基酸残基），位于滑面内质网膜上。UGT蛋白由两个大小相近的区域组成：C端区域（用于UDPGA结合）与N端区域（用于底物结合）。UGT蛋白的大部分（约95%）位于内质网腔内，仅少部分亲水性C端（约20个氨基酸）暴露在细胞质一侧，跨膜部分为17个疏水性氨基酸组成的保守序列（图1-29）。除了疏水性跨膜区域外，位于内质网腔内侧的部分序列也可嵌入内质网膜中（图1-29）。因此，与CYP活性位点位于胞质不同，UGT的活性位点位于内质网腔内侧。UGT反应的发生需要单糖核苷酸转运体（nucleotide sugar transporter，NST）将UDP-糖基从细胞质一侧（UDP-糖基的生成场所）转运至内质网腔内，同时也需要阴离子转运体 AT_{ER}（ER-localized organic anion transporter）介导生成的葡萄糖醛酸苷外排至细胞质一侧。

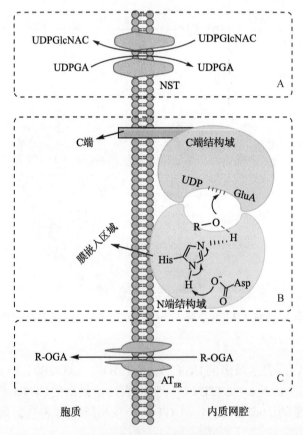

图1-29 UGT的拓扑模型

其中活性位点位于内质网腔内侧。UDPGA摄取转运体介导UDPGA透过内质网膜。UDPGlcNAC，UDP-*N*-乙酰葡糖胺；GluA（GA），葡萄糖醛酸

UGT除了以单体形式存在外，还以二聚体或四聚体形式存在并发挥功能。UGT1A家族成员间可发生相互作用，产生异源二聚体，也可与UGT2B家族成员形成异源二聚体。例如，UGT1A1与UGT1A4或UGT1A6共表达降低了UGT1A1代谢胆红素的S_{50}值（S_{50}为Hill方程中达到最大反应速率一半时的底物浓度）。UGT1A1与UGT2B7共表达降低了UGT1A1代谢雌二醇（3-OH）的S_{50}值。也就是说，与其他UGT（UGT1A4、UGT1A6和UGT2B7）形成二聚体增强了UGT1A1和其底物（胆红素和雌二醇）的结合能力。又如，与UGT1A9形成二聚体后，UGT1A1代谢雌二醇（3-OH）的最大反应速率（V_m）降低，但其S_{50}值不受影响。因此，UGT-UGT相互作用可改变UGT的亲和力和催化速率，但该相互作用对UGT催化特性的影响具有酶和底物依赖性。

催化机制

UGT归属于糖基转移酶（glycosyltransferase）的家族1（GT1）。GT1为GT-B型折叠结构［包含两个α/β/α折叠（罗斯曼折叠）区域，图1-30］，采用翻转（inverting）催化机制（图1-31）。哺乳动物UGT是膜蛋白，而植物和细菌GT1是水溶性的。由于膜蛋白纯化困难，目前还没有解析出完整UGT的三维结构（晶体结构）。但是，科学家已揭示了UGT（UGT2B7）C端区域的三维结构。UGT的C端区域序列比较保守，含有UDPGA的结合位点。N端区域的三维结构仍然不清楚，使底物结合位点（酶活性位点）的解析面临巨大挑战。

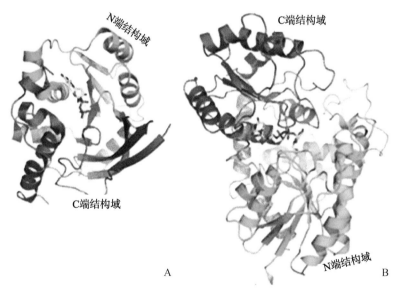

图 1-30 **GT三维结构**

A. GT-A型折叠；B. GT-B型折叠

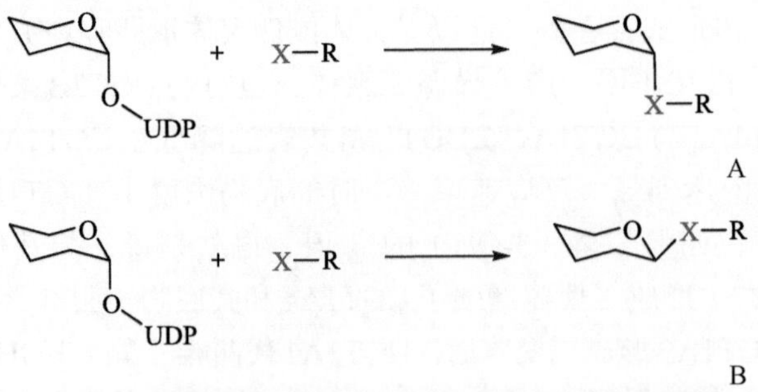

图 1-31 构型保持型（A）和翻转型（B）催化反应

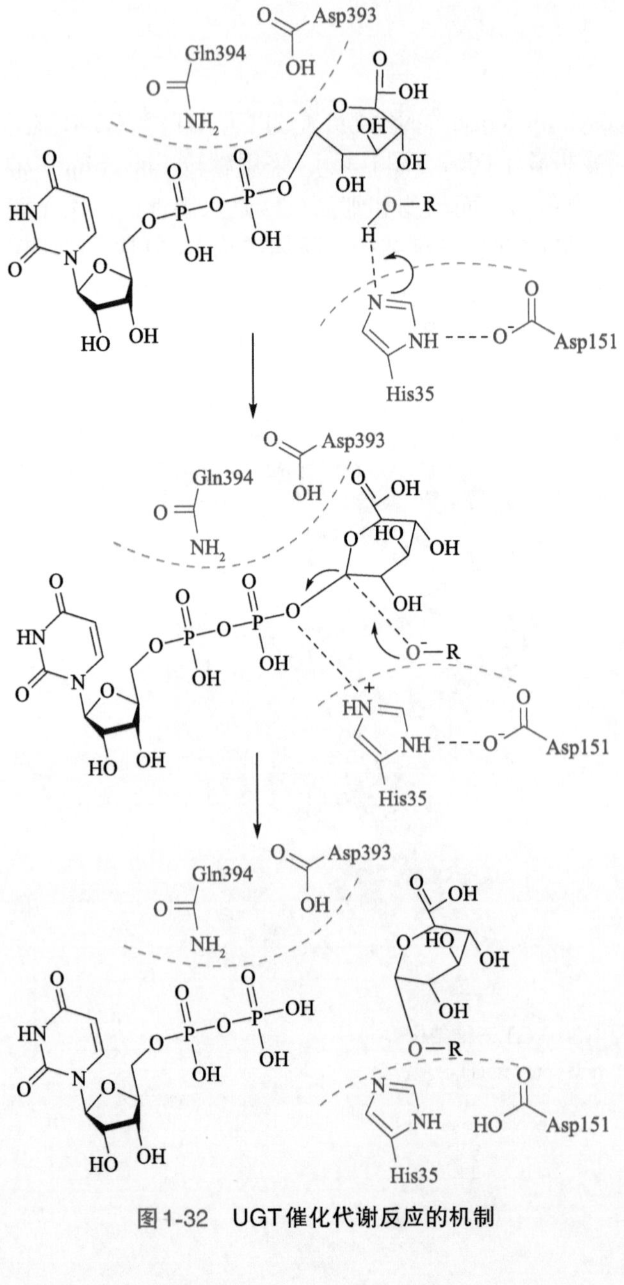

图 1-32 UGT 催化代谢反应的机制

UGT 催化代谢反应的机制类似于丝氨酸水解酶（serine hydrolase）的催化反应机制。首先，活性位点的组氨酸对底物上的亲核性基团（如羟基）进行去质子化。天冬氨酸的侧链基团（羧基）与携带质子的碱性残基发生相互作用，使其稳定。然后，去质子底物（活化状态）攻击 UDPGA 的异头碳原子（C1），将葡萄糖醛酸转移到底物上，产生代谢物——葡萄糖醛酸苷（图 1-32）。可见，组氨酸-天冬氨酸（称为"His-Asp"二联体）在 UGT 代谢催化反应中起关键作用。

UGT1A4 和 UGT2B10 的活性位点缺失作为催化残基的组氨酸（分别被脯氨酸与亮氨酸取代），因此，这两个酶通常不催化羟基的葡萄糖醛酸代谢（O-葡萄糖醛酸化反应）反应。然而，两者能有效地催化 N-葡萄糖醛酸化反应。在该反应中，N-亲核基团会被活化（机制不明），携带正电荷，攻击 UDPGA 的异头碳原子（C1），将葡萄糖醛酸转移到底物氨基上。活性位点的天冬氨酸与活化的 N-亲核基团会发生相互作用，使其稳定，促进代谢反应发生。

在葡萄糖醛酸化代谢反应中，三元复合物（酶·UDPGA·底物）形成是代谢物产生的必要条件。UGT代谢动力学遵循有序序列机制（compulsory ordered bi-bi mechanism；其中bi-bi是两底物和两产物的意思）。酶首先与UDPGA（AX）结合，然后再与底物（B）结合（结合顺序固定），形成三元复合物（E·AX·B），进而产生代谢物（BX）。反应中有可能产生三元失活复合物（dead-end complex）（图1-33）。该复合物是造成UGT底物抑制动力学的主要原因。

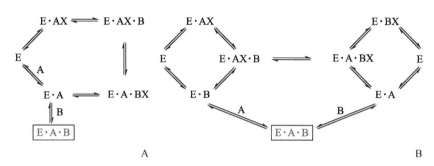

图1-33 葡萄糖醛酸化代谢反应中三元复合物（E·AX·B）的形成

A.有序序列机制；B.随机序列机制

UGT代谢类型

根据亲核基团的种类，UGT代谢反应可分为 *O-*葡萄糖醛酸化、*N-*葡萄糖醛酸化及 *S-*葡萄糖醛酸化等。*O-*葡萄糖醛酸化是最常见的UGT代谢反应，产物为醚型葡萄糖醛酸苷（亲核基团为羟基）或酯型葡萄糖醛酸苷（亲核基团为羧基）。*N-*葡萄糖醛酸化也是很常见的UGT代谢反应。亲核性氮原子包括初级芳香胺、羟胺、酰胺、脂肪叔胺和芳香 *N-*杂环化合物。叔胺化合物（如抗组胺药、三环类抗精神病药）的 *N-*葡萄糖醛酸化代谢可能是人体独有的代谢途径，该代谢主要由UGT1A4和UGT2B10催化。

除了催化底物与UDPGA发生结合反应，UGT还能催化底物（如胆酸和胆红素）与其他糖苷供体（如UDP-葡萄糖和UDP-木糖）的糖苷化反应。UGT1和UGT2家族中的一些成员可利用UDP-葡萄糖作为糖苷供体，催化其底物发生糖苷结合反应。例如，吗啡在癌症病人中除了发生 *O-*葡萄糖醛酸化代谢，还可发生 *O-*葡萄糖化代谢，生成吗啡-3-葡萄糖苷和吗啡-6-葡萄糖苷。吗啡的葡萄糖化反应主要由UGT2B7催化。又如，UGT2B10可催化叔胺类化合物的葡萄糖化代谢。然而，这些形式的糖苷化反应在人体药物代谢中的重要性仍没有得到充分的研究。

底物选择性

UGT代谢酶催化呈现三个显著特性：①底物广泛；②底物结构相似，而活性相差巨大；③同一底物可产生多个代谢物。UGT的底物广泛，底物化学结构差别大（常用

"杂乱"来形容）。这可能与其活性位点空间大有关。特别是UGT1A1，其可催化小分子量药物（对乙酰氨基酚）代谢，也可催化大分子量化合物代谢（如胆红素、依托泊苷及SN-38）。底物结构相似，但代谢活性差别巨大，说明酶-底物结合受多种相互作用力影响。这些作用力包括位阻作用、疏水作用、氢键及静电力等。轻微的结构变化常可引起至少一种作用力的变化，从而造成代谢活性的显著差异。此外，同一底物若包含多个亲核性基团（如羟基），每个基团都可能被代谢，从而产生多个代谢物（同分异构体）。例如，吗啡含有2个羟基（3-OH和6-OH），两者可被代谢，生成3-葡萄糖醛酸苷和6-葡萄糖醛酸苷。又如，槲皮素（黄酮类化合物）被UGT1A1代谢，形成4个代谢产物。蛋白同源模拟与分子对接技术提示，槲皮素可以多种作用模式结合在UGT1A1的活性位点，从而形成多个代谢产物。

转录调控

多种转录因子/核受体（包括CAR、PXR、FXR、LXR、PPAR-α、GR、AhR及Nrf2）参与UGT亚型的表达调控。与其他UGT相比，UGT1A1转录调控的相关研究最多。至少4种核受体/转录因子在UGT1A1转录调控中发挥重要作用，包括CAR、PXR、GR及AhR。这些核受体/转录因子可结合于UGT1A1增强子上长约290bp的UGT1A1苯巴比妥反应增强元件（phenobarbital response enhancer module of UGT1A1，gtPBREM元件；gt代表UGT1A1），进而招募共激活因子（如SRC-1和GRIP1），促进基因转录。gtPBREM元件包含6个核受体结合位点：DR4（CAR与PXR结合位点）、gtNR1（CAR与PXR结合位点）、DR3（CAR与PXR结合位点）、XRE（AhR结合位点）及2个糖皮质激素受体反应元件（GRE）（GR结合位点）（图1-34）。此外，启动子区域存在转录因子HNF1α与Sp1的结合位点。HNF1α与Sp1不仅调节UGT1A1的基本转录活性，而且影响gtPBREM介导的转录调控。

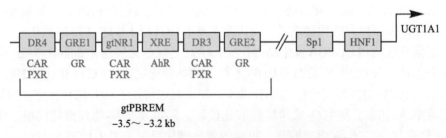

图1-34 gtPBREM元件包含的6个核受体结合位点

第七节 磺酸转移酶

磺酸转移酶（sulfotransferase，SULT）催化底物（药物）的磺酸化代谢反应（sulfation）（图1-35）。在该反应中，SULT将PAPS（辅助因子）的磺酸基团（sulfonate）转移至底物（R—OH）上，形成代谢产物磺酸苷（R—O—SO$_3$H）（图1-35）。SULT有两大类：胞质（水溶性）酶与膜蛋白酶（水不溶性）。负责药物代谢的SULT主要是胞质酶，顾名思义，其位于细胞质内。膜蛋白酶位于高尔基体，发挥重要的生物功能。这里我们主要讨论胞质SULT。与葡萄糖醛酸化一样，磺酸化代谢的目的是将底物转化为水溶性且无活性的物质，从而更易于排出体内。SULT在体内类固醇与胆酸代谢中发挥着重要功能。据估计，血液循环中超过一半的类固醇以其磺酸化形式存在。尿中超70%的胆酸以其磺酸化形式存在。SULT还参与甲状腺素代谢，可能在胎盘发育过程中发挥作用。

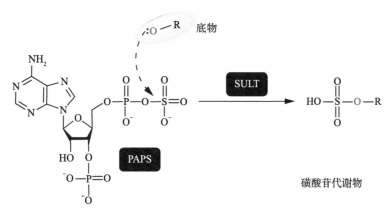

图1-35　SULT催化底物（药物）的磺酸化代谢反应

SULT家族

胞质SULT超家族分为4个家族：SULT1、SULT2、SULT4及SULT6。相比而言，SULT1及SULT2家族在药物代谢中发挥更为重要的作用。SULT1分为4个亚族（SULT1A、SULT1B、SULT1C和SULT1E），共包含8个成员：SULT1A1、SULT1A2、SULT1A3、SULT1B1、SULT1C1、SULT1C2、SULT1C3及SULT1E1。SULT2分为2个亚族（SULT2A和SULT2B），共包含3个成员：SULT2A1、SULT2B1a及SULT2B1b。SULT4A1是SULT4家族的唯一成员。SULT6家族有SULT6A1和SULT6B1两个成员。

酶结构

1997年，科学家解析出了首个哺乳动物SULT（小鼠SULT1E1）的三维结构（晶体结构），此后陆续揭露了所有人类SULT亚型的三维结构（查询网址：http：//www. rcsb. org/pdb）。SULT三维结构非常保守，采用单一α/β折叠（图1-36）。酶中央是由4条平行β链组成的β折叠（βC、βD、βE及βF）（图1-36）。每条β链被α螺旋围绕，分别为α2～α3、α6～α7、α7～α8及α11～α12（图1-36）。

底物结合位点主要由环（loop）2、环3和（或）环1组成（图1-37）。α1螺旋和α8螺旋上的部分残基也可参与底物结合。催化残基（组氨酸）位于βD链的末端。SULT1A1的底物结合口袋呈"L"形。除了SULT1E1，其他SULT1底物结合口袋的形

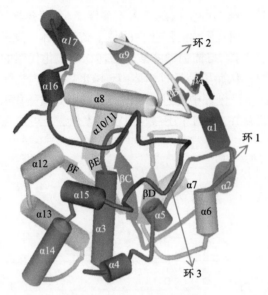

图1-36 SULT三维结构

状都很类似。酶-底物复合物的晶体结构揭示了底物代谢反应的先决条件：结合后的底物—OH基团（磺酸受体）必须同时接近于PAPS（磺酸供体）的S原子及催化残基组氨酸。

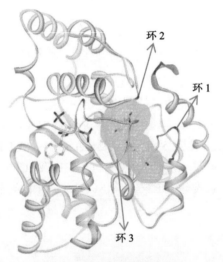

图1-37 SULT底物结合位点

绿色区域为底物结合位点

分布及表达

与其代谢解毒功能一致，药物代谢酶SULT主要分布在肝脏和肠道。SULT1A1、SULT1B1、SULT1E1和SULT2A1在肝脏表达显著。SULT1A1、SULT1A3及SULT1B1主要在肠道表达。SULT4A1主要表达在脑内。SULT2B1分布于胎盘、子宫及前列腺。

催化机制

　　磺酸化代谢其实是一个亲核取代反应。3个保守残基在SULT催化中扮演关键角色，即赖氨酸-组氨酸-丝氨酸（如SULT1E1的Lys47-His107-Ser137）。其中，丝氨酸控制PAPS的水解。PAPS与酶结合后，丝氨酸与赖氨酸形成氢键相互作用，从而阻止赖氨酸与PAPS上桥氧间相互作用，使PAPS无法水解（图1-38）。然后，底物与酶结合，组氨酸对底物羟基进行去质子化。去质子化的底物进攻PAPS的S原子，增强桥氧的负电性，

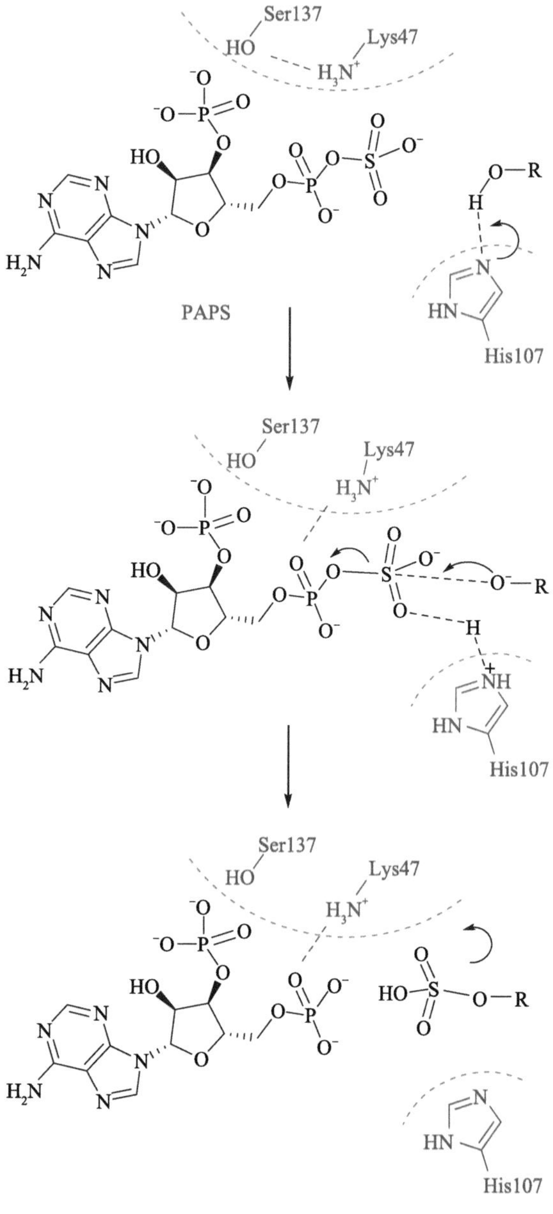

图1-38　磺酸化代谢反应催化机制

使赖氨酸与5′-磷酸间发生相互作用，进而促使磺酸基团脱离、转移至底物，完成磺酸化代谢反应（图1-38）。磺酸化代谢反应遵从有序的"双-双"催化机制（ordered bi-bi mechanism），即PAPS先与酶结合，之后底物才与酶结合。

底物选择性

SULT1A1和SULT1A2倾向于代谢苯酚类和酸性化合物（如对硝基苯酚和水杨酸），而SULT1A3代谢儿茶酚胺类化合物（如多巴胺）。SULT1A3的这一特性与其底物结合口袋含有酸性残基（Asp86和Glu146）有关，酸性残基与儿茶酚胺的氨基间具有较好的相互作用力（图1-39）。SULT1A3可有效代谢黄酮及黄酮醇类化合物（主要代谢位点为7-OH），但不代谢异黄酮如大豆异黄酮和染料木素。

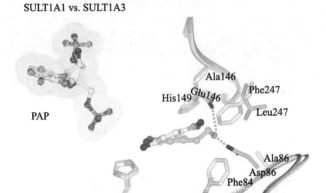

图 1-39　SULT底物选择性

图中展示了SULT1A3酸性残基Asp86和Glu146（青色标记）与底物儿茶酚胺间的相互作用。银灰色标记代表SULT1A1残基和底物

SULT1A1不仅代谢苯酚类化合物，还可代谢其他结构迥异的化合物，包括芳香羟胺、多环芳烃、甲状腺激素及雌激素等。可见，SULT1A1的底物比较广泛，这与其底物结合口袋具有较大弹性有关。例如，相比与对硝基苯酚结合，与雌二醇结合的口袋体积显著增大（图1-40）。该体积增大是通过环1与环3上残基构象变化来实现的。

SULT2倾向于代谢羟基类固醇［如雄甾酮（androsterone，AND）和脱氢表雄酮（dehydroepiandrosterone，DHEA）］。SULT2A1底物结合口袋也具有一定的可塑性。SULT2A1底物口袋可通过向外整体移动环2与环3，扩展到一定大小，以结合类固醇类化合物如AND和DHEA（图1-41）。SULT2B1代谢性类固醇激素，在调节体内雄激素水平方面发挥作用。SULT2B1a主要代谢孕烯醇酮（pregnenolone），而SULT2B1b主要代谢胆固醇（cholesterol）。SULT2B1b的[19]Asp-Ile-Ser-Glu-Ile[23]残基为螺旋结构，其中，Ile20残基直接与胆固醇的C17原子发生范德瓦耳斯相互作用，促进胆固醇结合与代谢。而SULT2B1a相对应的[4]Pro-Pro-Pro-Phe-His[8]残基与胆固醇间没有此作用力，因此胆固醇主要被SULT2B1b代谢。

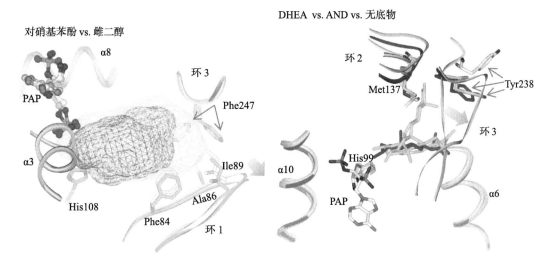

图 1-40 SULT1A1 与雌二醇（青色区域）结合的口袋体积相比于对硝基苯酚（红色区域）显著增大

图 1-41 SULT2A1 底物结合口袋的可塑性

底物口袋可通过向外移动环 2 和环 3 扩展空间，以结合 DHEA（青色标记）和 AND（紫色标记）。银灰色标记代表无底物结合蛋白

第八节 谷胱甘肽 S- 转移酶

谷胱甘肽 S- 转移酶（glutathione S-transferase，GST）催化底物（药物）的谷胱甘肽化代谢反应。GST 的底物通常为亲电体（electrophile），对细胞具有破坏性。因此，GST 被认为是一种重要的解毒酶。

GST 家族

人类 GST 包括胞质 GST、线粒体 GST 及微粒体 GST［即类花生酸和谷胱甘肽（GSH）代谢的膜相关蛋白（membrane-associated protein in eicosanoid and glutathione metabolism，MAPEG）］（图 1-42）。根据氨基酸序列相似性（同类酶的序列同源性超过

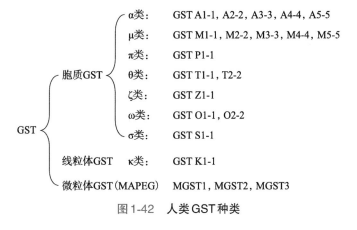

图 1-42 人类 GST 种类

40%），胞质GST分为7类：α类（含5个成员）、μ类（含5个成员）、π类（1个成员）、θ类（含2个成员）、ζ类（1个成员）、ω类（含2个成员）及σ类（1个成员）（图1-42）。

酶结构

早在1992年，科学家就已经解析出首个人类胞质GST（GST P1-1）的三维结构（晶体结构）。此后，陆续揭露了几乎所有人类胞质GST亚型的三维结构（查询网址：http：//www.rcsb.org/pdb）。胞质GST的二维及三维结构非常保守。GST由N端α/β区（称为"G"区，用于结合GSH）和C端α螺旋区（称为"H"区，用于结合疏水性底物）组成（图1-43）。N端α/β区包含一个由4条β链（β1、β2、β3及β4；β3走向与其他3条β链相反）组成的β折叠（图1-43）。C端α螺旋区由5～6个α螺旋组成（α4～α8或α4～α9）。相比其他家族，α、θ及ω家族均多含一个α9螺旋。

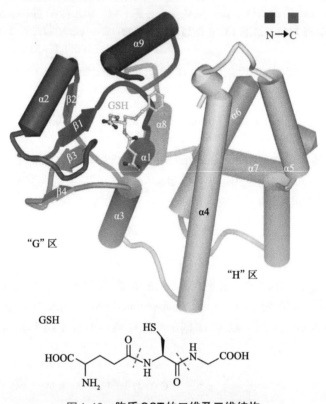

图1-43　胞质GST的二维及三维结构

GSH由三个氨基酸（谷氨酸、半胱氨酸及甘氨酸）组成

几乎所有胞质GST都是以二聚体形式存在的（图1-44，以GST A1-1为例）。单体间主要的相互作用类似于"锁与钥匙"的关系。具体而言，一个单体的区域Ⅰ与另一个单体的区域Ⅱ发生相互作用（图1-44）。残基Phe52与Met51（位于α2螺旋与β3链之间）嵌入一个由α4螺旋与α5螺旋组成的疏水性口袋（图1-44）。此外，单体上一些残基（来源于α3螺旋和α4螺旋底部）与另一单体相对应的残基可产生亲水作用力，在二聚体形成中也发挥作用。

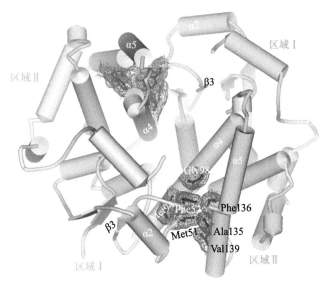

图 1-44　GST 二聚体

GST 底物结合口袋（H 口袋）主要由 β1 与 α1 间的环区、α4 螺旋与 C 端末尾组成。α 家族酶的 H 口袋比 μ 家族的小，而 ζ 家族酶的 H 口袋是最小的。GST A2-2 的底物口袋为近球形，而 GST A3-3 的为圆柱体。α 类和 μ 类酶的底物口袋为疏水性，π 类酶的疏水性和亲水性中等。ζ 类酶的底物口袋为亲水性。

催化机制

GST 主要催化 GSH 与底物的结合反应。其催化过程大致如下：首先，GSH 结合于 GST 的 "G" 位点。在酪氨酸残基（或其他因素）协助下，质子从 GSH 上脱离，形成活性硫醇自由基（GS·，为亲核性基团）。然后，GS·与亲电性底物发生反应，形成硫醚类产物。硫醚类产物可进一步通过硫醚氨酸途径（mercapturic acid pathway），即依次在谷氨酰转移酶、二肽酶和 N-乙酰转移酶作用下脱去甘氨酸和谷氨酸并引入乙酰基团，最终形成稳定无毒的代谢产物 mercapturate（图 1-45）。

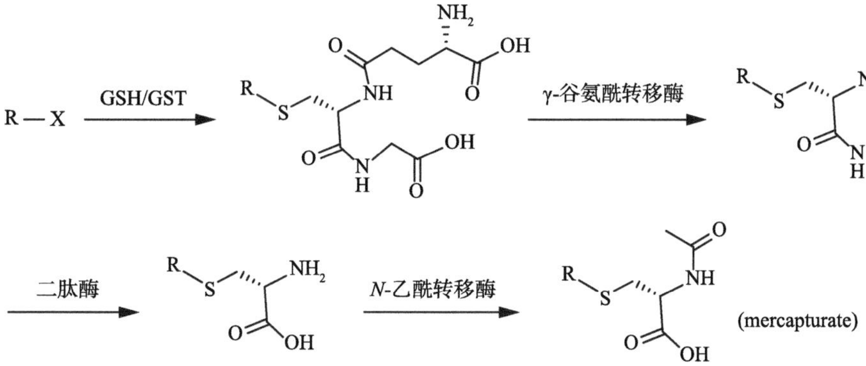

图 1-45　GSH 结合反应和硫醚氨酸途径

R—X 为带亲核性基团 X 的 GST 底物

GST代谢类型

除了催化GSH与底物的结合反应，GST还可催化其他类型的反应，包括异构、磺酸苷水解及还原反应。

GST如α家族具有双键异构酶活性，可将Δ^5-雄烯-3,17二酮（Δ^5-AD）转变为Δ^4-雄烯-3,17二酮（Δ^4-AD）（图1-46）。在该反应中，GS⁻［酪氨酸（Tyr9）与其结合，使其稳定］作为酸-碱催化剂，促使质子从C4脱离及与C6结合。GST T2-2具有磺酸基团结合口袋与磺酸酶水解活性。GST T2-2可催化芳烷型磺酸苷（如1-甲基萘磺酸苷）的水解反应。该水解反应不需要GSH的活化与参与。

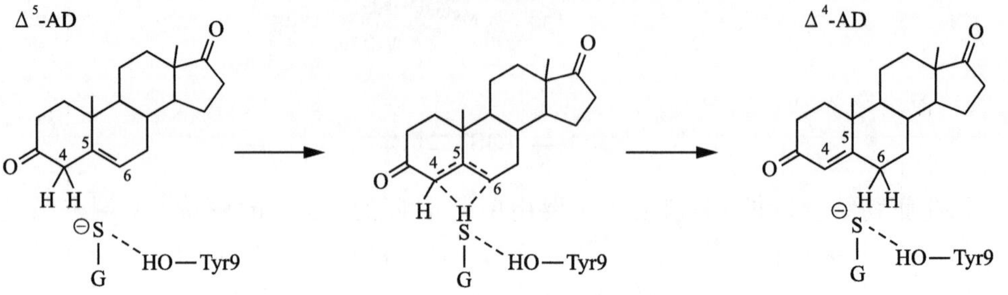

图1-46　GST催化双键异构反应

GST Z1-1［也称为"马来酰乙酰乙酸异构酶"（maleylacetoacetate/MAA isomerase）］可通过顺反异构转化，将MAA代谢成延胡索酰乙酰乙酸（fumaryl acetoacetate，FAA）（图1-47）。该反应为苯丙氨酸和酪氨酸分解的倒数第二步。目前，反应机制尚不明确，仅证实GSH攻击Cα原子应该是反应的第一步。

ω家族酶具有脱氢抗坏血酸（dehydroascorbate，DHA）还原酶活性，对维持脑内抗坏血酸（ascorbic acid，AA）平衡起重要作用（图1-48）。其反应催化机制为，酶的半胱氨酸残基（Cys32）提供1个电子给DHA的C2羰基，该电子转移到DHA的C4上后，从GSH吸取一个质子，从而生成AA；剩下的GS⁻与Cys32-S⁻相互作用，形成GSH-酶二硫化物。

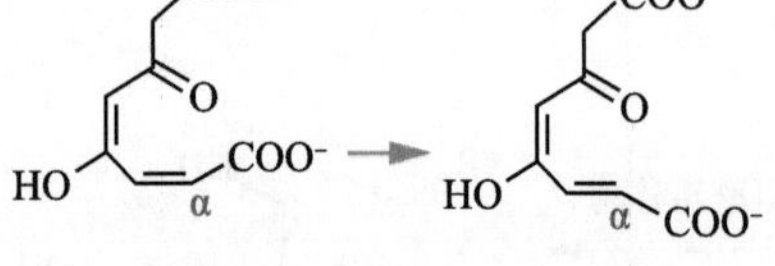

图1-47　GST催化顺反异构反应　　　　图1-48　GST催化还原反应

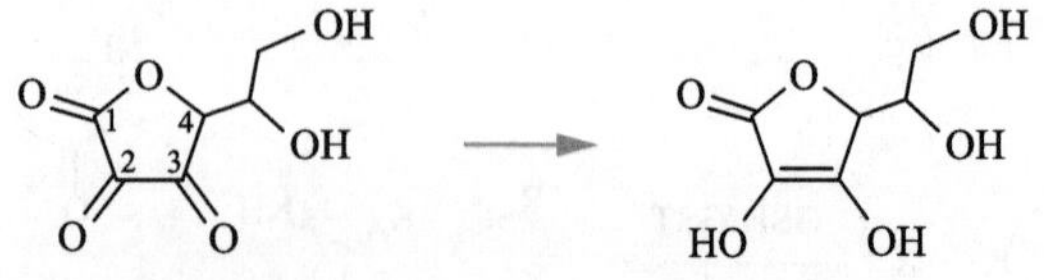

GST S1-1（也称为"造血前列腺素D合成酶"，hematopoietic prostaglandin D synthase）介导的异构反应，可将前列腺素H_2（PGH_2）转化为前列腺素D_2（PGD_2）（图1-49）。PGD_2是炎症及过敏症的发生介质之一，因此GST S1-1具有作为抗炎或抗过敏药靶标的潜在性。活化的GSH（亲核体）攻击PGH_2的O11原子，形成GSH-PGH_2加合物。接着，阴离子GS⁻攻击C11的氢原子，使O—S键断开，形成C11羰基。最后，GSH的氢原子

转移到C9的氢氧根负离子，进而产生代谢物PGD$_2$（图1-49）。

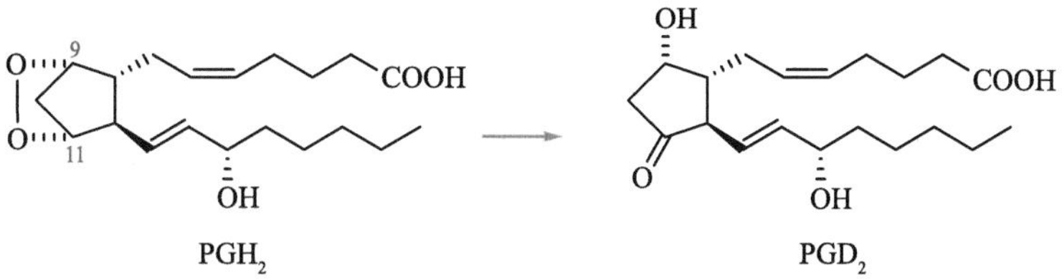

图1-49　GST介导PGH$_2$向PGD$_2$转化的异构反应

底物选择性

GST A1-1是α家族的典型代表，主要分布在肝脏和肾脏，在肠、肺和睾丸也有分布。GST A1-1约占肝蛋白总量的1%，对亲电体物质的清除贡献较大。GST A2-2在肝脏也有显著表达，而GST A3-3主要表达于肾上腺、胎盘、睾丸与子宫。α家族酶倾向于代谢小型的疏水性底物如4-羟基壬烯醛（脂质代谢产物）。GST M1-1在肝脏表达水平高，在脑、睾丸、肾脏及肺也有表达。其底物结合口袋比α类酶的大，可代谢体积较大的亲电性底物如黄曲霉毒素B1的环氧化物和苯并芘二醇。

GST P1-1在肝脏不表达，但其是红细胞中主要的GST。GST P1-1可代谢很多毒性和内源性物质如丙烯醛、腺嘌呤、异硫氰酸苄酯和4-乙烯基吡啶等。θ类酶代谢工业致癌物，包括扁平多环芳烃、卤代甲烷和环氧乙烷等。ζ类酶底物结合口袋不仅体积较小，且由极性残基组成。因此，ζ类酶倾向于代谢α-卤酸（如二氯乙酸）。ω类酶具有大型且开放的底物结合口袋，可结合代谢多肽类底物。

转录调控

虽然配体激活型核受体（如CAR和PXR等）调控CYP、UGT及SULT的表达，但是它们并不调控GST的表达。GST表达受Nrf2/ARE（nuclear factor erythroid 2 related factor 2/antioxidant response element）系统调控。在正常情况下，Nrf2与Keap1蛋白（kelch like ECH-associated protein 1）相互作用。在Keap1引导下，Nrf2经由泛素（ubiquitination，Ub）标记，被蛋白酶体降解（图1-50）。亲电体（GST底物）可与Keap1蛋白作用，使其不能引导Nrf2降解，

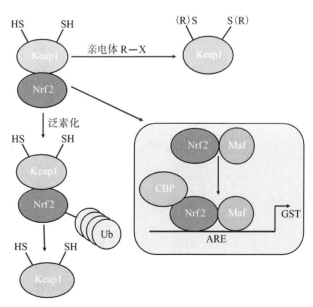

图1-50　GST底物与Keap1蛋白作用，促使Nrf2与ARE结合，激活目标基因表达

Nrf2得以进入细胞核，招募Maf（转录激活因子），进而结合到ARE，促进目标基因（如GST）表达。

第九节   N-乙酰转移酶

前文介绍了三类药物Ⅱ相代谢酶：UGT、SULT及GST。三类酶的共同点是将极性基团引入底物，提高药物的水溶性。然而，乙酰化代谢反应将乙酰基引入药物，反而降低了药物的水溶性。机体内存在很多种N-乙酰转移酶（NAT），对维持细胞内环境稳定发挥重要作用。与药物代谢相关的乙酰转移酶主要有两种：NAT1和NAT2。两者采用乙酰辅酶A作为辅助因子，对药物进行乙酰化。NAT1在很多组织中都有表达，特别是结肠。NAT2主要表达于肝脏和肠道。相比于NAT1，NAT2对药物代谢的作用更大。NAT代谢很多药物，包括异烟肼、氨苯砜及磺胺类药物。

酶结构

NAT主要由三部分区域组成：α螺旋簇、β桶及α/β盖。α螺旋簇属于N端，包含5个α螺旋（α1～α5）；β桶包含10条β链（β2～β11）；α/β盖由4条反平行β链与α11螺旋组成（图1-51）。

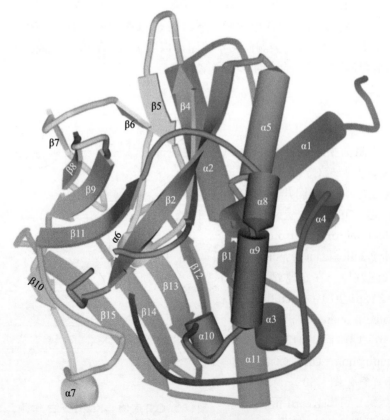

图1-51   NAT三维结构

辅酶A（CoA）结合口袋位于β桶与α8～α10螺旋之间（图1-52）。结合在口袋的CoA分子构象比较弯曲，巯基指向蛋白中央（靠近催化残基Cys68），而3′-磷酸-ADP位于蛋白表面（图1-52）。底物结合口袋与CoA结合口袋具有较大的重叠，底物结合于β桶与α8～α10螺旋之间偏里的位置，提示CoA和底物依次与酶结合，与乙酰化代谢反应的乒乓动力学机制（ping pong kinetic mechanism）一致。

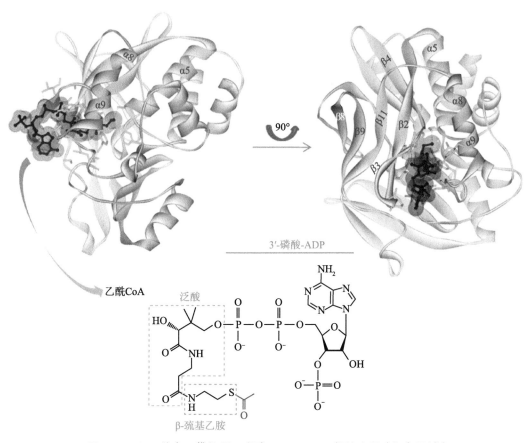

图1-52　CoA结合口袋位于β桶与α8～α10螺旋之间（红色区域）

催化机制

乙酰化代谢反应遵循双置换（double replacement）机制（即"ping-pong bi-bi"机制）。该反应完成需要两步。第一步，乙酰CoA与酶结合，乙酰基从乙酰CoA脱离，形成乙酰化酶（中间产物），并释放CoA。第二步，底物与酶结合，乙酰基转移至底物上，产生乙酰化代谢物。Cys68-His107-Asp122三残基对乙酰基转移发挥关键作用。三残基间发生相互作用，促使形成稳定的硫醇盐形式的半胱氨酸。半胱氨酸得以攻击乙酰CoA上的乙酰羰基，启动乙酰转移反应（图1-53）。

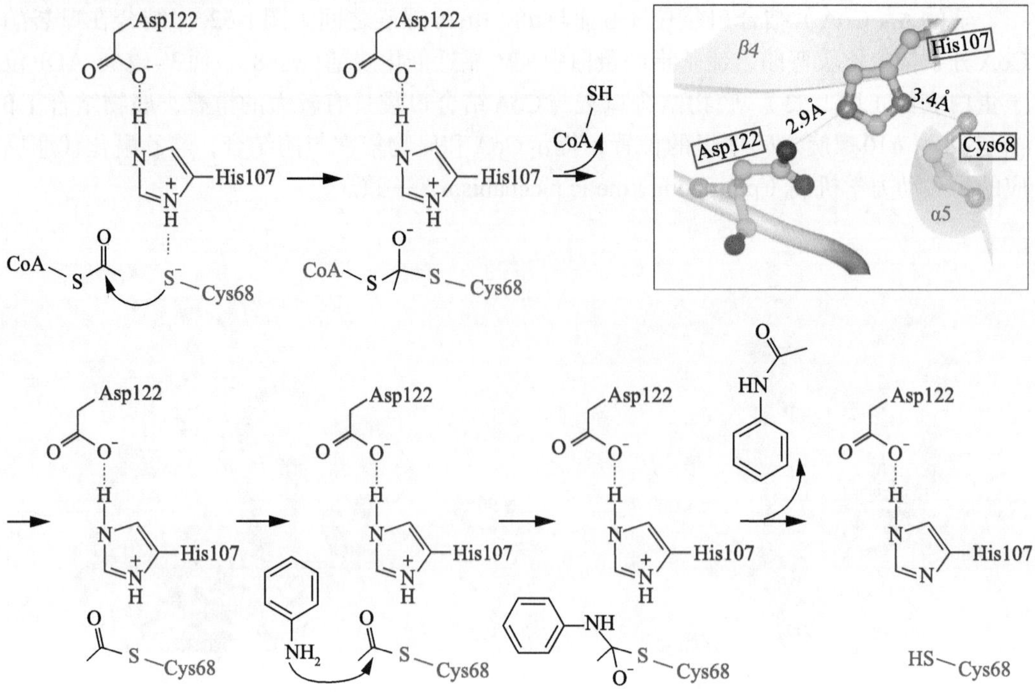

图1-53 乙酰转移反应过程

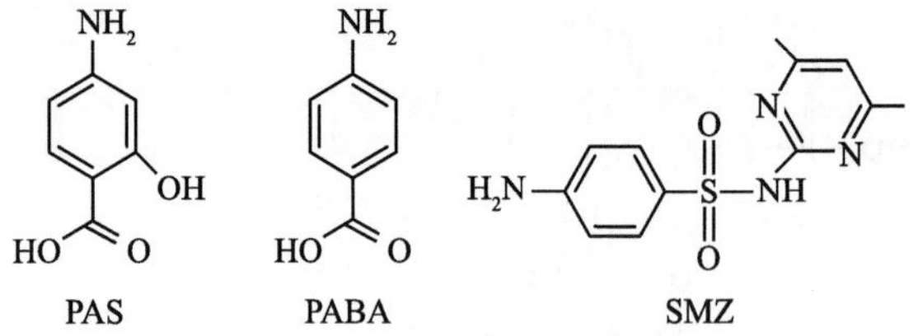

图1-54 NAT代表性底物

底物选择性

NAT1选择性代谢氨苯类化合物 [如对氨基水杨酸（PAS）和对氨基苯甲酸（PABA）]，而NAT2倾向于代谢体积较大的磺胺类药物 [如磺胺二甲基嘧啶（SMZ）]（图1-54）。这可能是因为NAT2的底物结合口袋比NAT1的大，约为后者的1.6倍。

第十节　儿茶酚-O-甲基转移酶

与乙酰化代谢一样，甲基化代谢（methylation）使底物（药物）的非极性增加、水溶性降低。机体内存在许多甲基化酶，负责DNA修复等生理过程。S-腺苷甲硫氨酸（S-adenosyl methionine，SAM）是甲基化代谢的辅助因子，是甲基的来源。儿茶酚-O-甲基转移酶（catechol-O-methyltransferase，COMT）催化酚类物质的甲基化反应，将甲基转移到羟基上。COMT有两种形式：水溶性酶（S-COMT）与膜蛋白酶（MB-COMT）。S-COMT存在于胞质，而MB-COMT位于内质网上。MB-COMT与S-COMT仅有一点不同：前者含有一段长度约50个氨基酸的信号序列（执行膜定位功能）。S-COMT主要表达于肝脏与肾脏，在其他组织也有表达。MB-COMT主要存在于脑。COMT可代谢清除多巴胺与L-多巴。L-多巴临床上主要用于治疗帕金森综合征。

COMT结构中央为7条β链（β1～β7）组成的β折叠层，两侧各有一簇α螺旋（一侧为α1～α5，另一侧为α6～α8）（图1-55）。来源于β折叠层前一半的残基对SAM结合发挥作用（图1-56）。底物结合口袋比较浅平，由Leu198、Trp143、Trp38及Pro174组成（图1-56）。镁离子（Mg^{2+}）也是甲基化反应的辅助因子，对底物-酶结合有协助

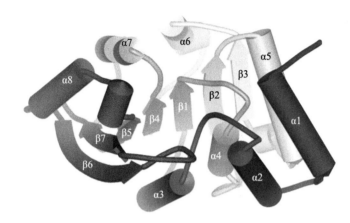

图1-55 COMT三维结构

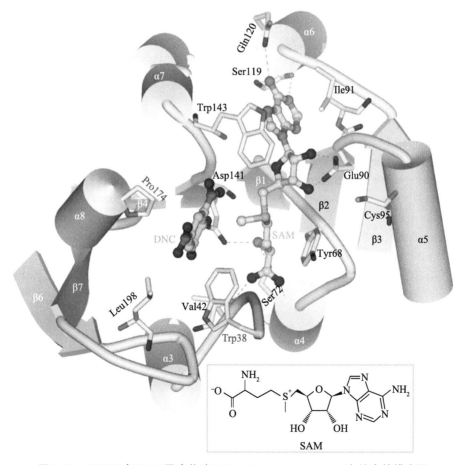

图1-56 COMT与SAM及底物（DNC，3,5-dinitrocatechol）结合的模式图

作用。COMT催化反应采用有序反应机制（sequentially ordered mechanism），与酶结合顺序依次为SAM、Mg^{2+}和底物。

第十一节　氨基酸转移酶

氨基酸结合反应对药物代谢的贡献相对来说比较小。在氨基酸结合反应中，结合到底物上的氨基酸主要为甘氨酸和谷氨酸。介导甘氨酸结合反应的酶为乙酰辅酶A合成酶（acyl-CoA synthetase）和NAT。两者均显著表达于肝脏和肾脏，代谢小型芳香醇和有机酸（如苯甲酸和水杨酸）类化合物。

参 考 文 献

Dong D, Ako R, Hu M, et al, 2012. Understanding substrate selectivity of human UDP-glucuronosyl-transferases through QSAR modeling and analysis of homologous enzymes. Xenobiotica, 42（8）: 808-820.

Dong D, Ako R, Wu B, 2012. Crystal structures of human sulfotransferases: insights into the mechanisms of action and substrate selectivity. Expert Opin Drug Metab Toxicol, 8（6）: 635-646.

Dong D, Wu B, Chow D, et al, 2012. Substrate selectivity of drug-metabolizing cytochrome P450s predicted from crystal structures and in silico modeling. Drug Metab Rev, 44（2）: 192-208.

Ma Z, Liu H, Wu B, 2014. Structure-based drug design of catechol-*O*-methyltransferase inhibitors for CNS disorders. Br J Clin Pharmacol, 77（3）: 410-420.

Wu B, 2011. Substrate inhibition kinetics in drug metabolism reactions. Drug Metab Rev, 43（4）: 440-456.

Wu B, 2012. Pharmacokinetic interplay of phase Ⅱ metabolism and transport: a theoretical study. J Pharm Sci, 101（1）: 381-393.

Wu B, 2012. Use of physiologically based pharmacokinetic models to evaluate the impact of intestinal glucuronide hydrolysis on the pharmacokinetics of aglycone. J Pharm Sci, 101（3）: 1281-1301.

Wu B, Dong D, 2012. Human cytosolic glutathione transferases: structure, function, and drug discovery. Trends Pharmacol Sci, 33（12）: 656-668.

Wu B, Li S, Dong D, 2013. 3D structures and ligand specificities of nuclear xenobiotic receptors CAR, PXR and VDR. Drug Discov Today, 18（11-12）: 574-581.

Zhou X, Ma Z, Dong D, et al, 2013. Arylamine *N*-acetyltransferases: a structural perspective. Br J Pharmacol, 169（4）: 748-760.

第二章

代谢在药物毒性中的作用

第一节　毒性反应分类

药物不良反应（adverse reaction or effect）或毒性反应（toxic reaction or effect）可分为可逆反应和不可逆反应。可逆反应包括A1型和A2型。A1型与药理作用的强化（过度化）有关，A2型指靶标外效应。不可逆反应包括B1型（组织坏死）、B2型（免疫毒性）和B3型（癌症）。严格意义上来说，不可逆反应不属于"毒性"（toxicity）。这种严格定义在细胞水平是没有问题的，然而，当上升到机体和组织器官水平时却可能带来矛盾。例如，抗癌烷化剂对细胞的毒性是不可逆的，但最终可能挽救病人生命；海洛因能可逆性抑制中枢呼吸系统，却可能导致死亡（无疑是不可逆的）。

第二节　A型毒性反应

A1型毒性反应为药理作用的强化效应，即由药理作用过度化造成。A1型反应强弱与药物浓度大小呈正相关，当药物水平在治疗窗以上时发生。据悉，80%以上药物治疗出现的问题都与A1型毒性反应有关。

高铁血红蛋白（methaemoglobin）形成是A2型毒性反应的典型例子。血红蛋白为四聚体，每个亚单元含有一个Fe^{2+}，可结合一个氧分子（O_2），在机体组织供氧中发挥关键作用。正常情况下，Fe^{2+}离子结合O_2，形成超氧铁血红蛋白复合物（$Fe^{3+}O_2^-$）。该复合物在组织中释放O_2，使Fe^{2+}复原。然而，O_2偶尔保留电子，形成超氧化物（O_2^-），使Fe^{2+}变为不能结合氧的Fe^{3+}。含Fe^{3+}的血红蛋白即为高铁血红蛋白，不具备携带和运输氧的能力。红细胞具有一定的纠错功能，其含有两个还原系统，即辅酶Ⅰ黄递酶（NADH diaphorase）和辅酶Ⅱ黄递酶（NADPH diaphorase），可将Fe^{3+}还原为Fe^{2+}，恢复血红蛋白的功能。

外源物有可能与血红蛋白反应，形成高铁血红蛋白。芳羟胺类化合物（如氨苯砜、苯佐卡因和4-氨基苯乙酮）是典型的可以形成高铁血红蛋白的外源物。芳羟胺氧化血红蛋白包括两步：①芳羟胺直接与氧合血红蛋白反应形成高铁血红蛋白。因芳羟胺本身被氧化为亚硝胺，故此步反应为共氧化反应。②第一步产生的亚硝胺被GSH还原为芳羟胺，后者可重新氧化血红蛋白。只要有GSH，这两步反应即可周而复始地进行，产生大量的高铁血红蛋白（图2-1）。当高铁血红蛋白含量为4%～6%时，病人会出现轻微头痛；当其含量为10%～15%时，病人会出现头痛、疲乏和恶心的症状；当含量为20%～30%时，病人会出现心动过速和呼吸困难；含量达到50%会导致神志不清和昏迷；含量达到70%将导致死亡。

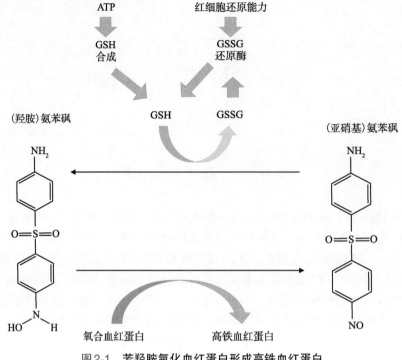

图2-1　芳羟胺氧化血红蛋白形成高铁血红蛋白

GSSG，氧化型谷胱甘肽

第三节　B型毒性反应

药物分子可诱发细胞器、细胞和组织的不可逆变化，最终导致器官损伤。造成不可逆毒性大致有三方面的原因：①药物改变了细胞稳态中关键基因的表达，导致不可逆破坏。②药物诱使某部分细胞去破坏其他细胞，如诱发免疫反应，对组织器官发动攻击。③药物分子可直接与细胞结构（如DNA、蛋白质、胞膜、核膜和细胞器）发生反应，导致结构与功能发生改变。以上三种原因均可能涉及药物的活性代谢物，尤其是第三种。

几乎所有机体组织器官都具备代谢能力。然而，代谢介导的毒性常发生在某些特定组织如屏障组织（肺、肝、肠和皮肤）。屏障组织富含解毒代谢酶，是机体抵抗环境毒素战场的最前线。尽管屏障组织本身具有较好的保护机制，但活性物质依然有可能对其产生不可逆的破坏。例如，肝脏具有强大的解毒防御和自我修复能力，然而肝毒性是新药研发失败及上市药物撤回的主要原因之一。

B1型坏死反应

代谢诱发组织坏死的大致原因为活性代谢物通过自身和促进氧化还原循环（产生活性氧和自由基）造成氧化应激，加速GSH消耗，降低还原能力和ATP水平。活性物质可扰乱细胞正常活动，如影响脂肪酸代谢；与膜脂发生反应，破坏膜结构和完整性，释放细胞内容物。线粒体在代谢诱导的坏死及其他毒性中扮演重要角色。氧化应激可破坏线粒体膜内电位，扰乱电子递送，抑制线粒体复制，危害线粒体内蛋白结构。

对乙酰氨基酚过量用药会导致肝坏死甚至死亡。对乙酰氨基酚服用后，绝大部分（95%左右）经由UGT和SULT代谢清除（图2-2）。然而，一小部分（5%以下）被CYP2E1（其他CYP如CYP1A2、CYP2D6和CYP3A4也可能参与）氧化，形成活性代谢物NAPQI（N-乙酰基对苯醌亚胺）。NAPQI是造成对乙酰氨基酚肝毒性的罪魁祸首，其可与肝细胞内结构如细胞膜（具体结合哪种结构目前尚不清楚）发生共价结合。在正常剂量下，GST会作用于NAPQI，使其与GSH结合，形成无活性的mercapturate代谢物，因此不会出现毒副反应。然而，药物服用过量将产生大量NAPQI，逐渐消耗肝内的GSH。当GSH消耗殆尽时，NAPQI即可与细胞内结构（大分子）结合，杀死肝细胞并诱发组织坏死。

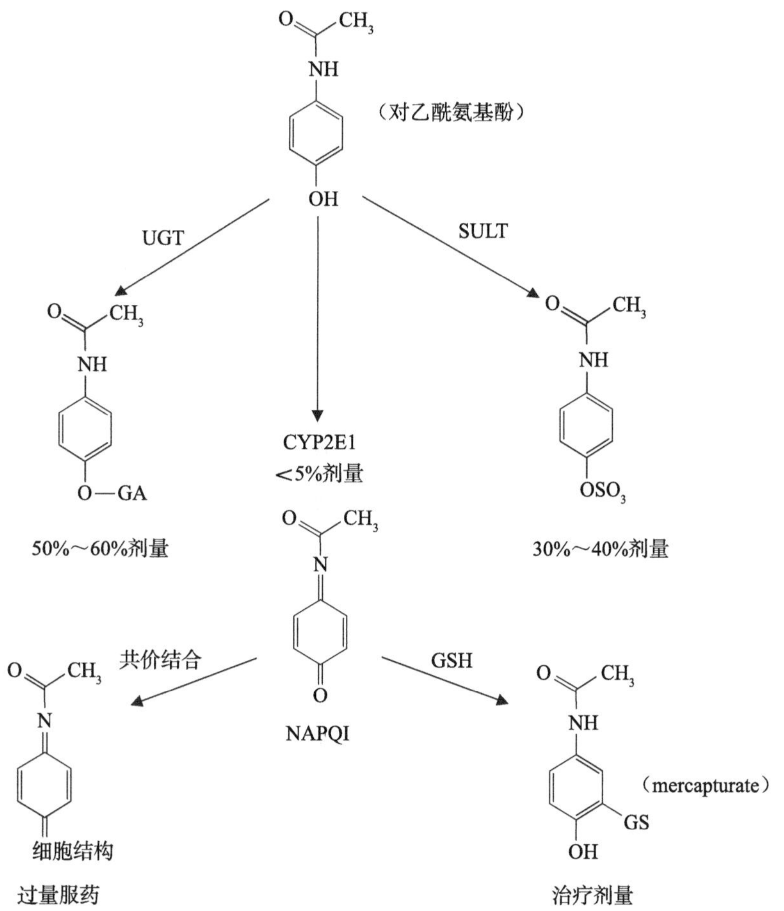

图2-2 对乙酰氨基酚代谢途径

他可林（乙酰胆碱酯酶抑制剂，抗阿尔茨海默病药）具有较强的肝脏毒性，长期服用可诱发肝坏死。他可林造成肝坏死的具体机制尚未完全阐明，但可能与以下因素有关：①他可林促进活性氧的产生；②使肝脏进入低氧状态；③增加肝细胞膜流动性，破坏膜蛋白和转运系统；④扰乱线粒体功能和DNA复制，诱发肝细胞凋亡。

曲格列酮（troglitazone）是第一代噻唑烷二酮类胰岛素增敏剂，具有显著的肝脏毒性（于2000年被撤销）。曲格列酮导致的因肝脏衰竭而死亡的人数仅次于对乙酰氨基酚。曲格列酮和（或）其活性代谢物的毒性靶标为线粒体，可扰乱线粒体能量产生与代谢，导致ATP的减少和活性物质的增加，最终破坏线粒体超微结构。此外，曲格列酮可抑制外排转运体，引发胆汁淤积。

曲伐沙星（trovafloxacin）是另一个由于肝毒性而被撤销的上市药物，其毒性与活性代谢物（如α，β-不饱和醛）产生、造成氧化应激、破坏线粒体功能有关。曲伐沙星在低浓度下即可诱发氧化应激，产生活性氧，消耗细胞内GSH。其消耗GSH的程度为环丙沙星（ciprofloxacin）的10倍和左氧氟沙星（levofloxacin）的15倍。此外，肝核受体HNF4α表达的下调也是造成曲伐沙星毒性的重要原因之一。

B2型免疫毒性反应

药物过敏事件发生率较低（为1/10 000 ~ 1/5000），但后果极其严重，可导致组织损坏并伴随高死亡率。例如，Stevens-Johnson综合征（多形性红斑型）可导致中毒性表皮坏死松解症（toxic epidermal necrolysis，TEN），表现为病人全身皮肤遭到侵袭与破坏。抗惊厥药物过敏综合征（anticonvulsant hypersensitivity syndrome）会导致严重且范围广泛的组织器官损伤。其他过敏反应如粒细胞缺乏症（agranulocytosis）较特异，可终止中性粒细胞的产生，使病人最终死于脓毒症。

免疫系统的主要功能是识别和消灭外来侵入的任何异物（病毒、细菌等）。需要注意的是，免疫系统在某些情形下也会攻击和损毁自身细胞和组织。例如，免疫系统对自身组织发动持续且具破坏性的攻击，导致各种自身免疫性疾病如糖尿病和关节炎。对免疫系统是如何甄别异物、癌症细胞和健康组织目前尚不完全清楚。危险信号假说认为，免疫系统通过各种危险信号（如细胞因子、损坏的胞膜或核膜）识别异常的细胞行为。

抗原分为内源性和外源性两种。内源性抗原和外源性抗原的区分是根据它们在进入加工程序前所处的位置，即位于细胞内还是细胞外来确定的。任何抗原，无论是自己的，还是非己的，如在胞质内加工，都被称为内源性抗原，而进入内体加工的都被称为外源性抗原。内源性抗原的提呈和识别途径：抗原以抗原肽-主要组织相容性复合体（major histocompatibility complex，MHC）Ⅰ类分子复合物形式提呈给CD8$^+$ T细胞，诱发免疫应答。抗原肽必须进入内质网才能与MHCⅠ分子结合，这一转运过程依赖于抗原加工相关转运物（transporter associated with antigen processing，TAP）。外源性抗原的提呈和识别途径：抗原呈递细胞（antigen-presenting cell，APC）从细胞外部摄取抗原，被溶酶体降解成短肽后，通过MHCⅡ类分子提呈给CD4$^+$ T细胞识别，诱导CD4$^+$ T细胞参与免疫应答。

关于药物分子如何诱发免疫应答有三种假说：半抗原（hapten）假说、药理相互作用假说和危险信号假说。三种假说间没有冲突，或可同时用于解释药物诱发免疫反应的机制。半抗原假说中，活性物质/代谢物与细胞内的大分子（如蛋白）发生共价结合，结合产物可被MHCⅠ和MHCⅡ识别，诱发免疫应答（图2-3）。在药理相互作用假说中，药物分子与MHCⅡ或特异性T细胞受体（可逆性）结合，激活T细胞（图2-4）。

危险信号假说认为，药物或代谢物或半抗原可直接充当危险信号分子，或刺激产生其他危险信号分子（图2-4）。危险信号分子被APC和T细胞识别，诱发免疫反应。

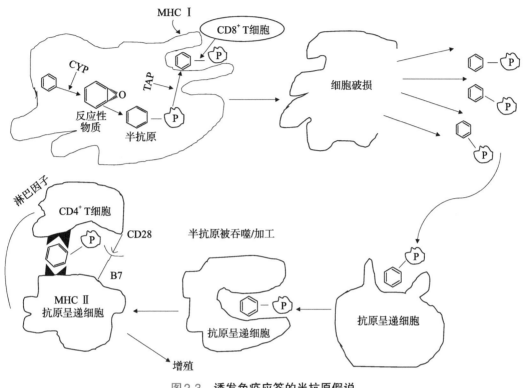

图2-3　诱发免疫应答的半抗原假说

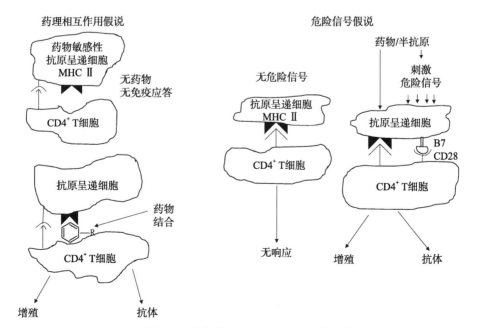

图2-4　诱发免疫应答的药理相互作用假说和危险信号假说

临床上，药物过敏相关的症状包括多种类型：①全身性反应，如过敏反应（anaphylaxis）和抗惊厥药物过敏综合征；②中性粒细胞丧失，如溶血性贫血（haemolytic anaemia）、再生障碍性贫血（aplastic anaemia）和粒细胞缺乏症；③局部反应，如肝脏和皮肤免疫毒性反应。青霉素和非甾体抗炎药可诱发过敏反应，其症状包括昏晕、咽喉肿痛、呼吸困难、水肿、红疹、呕吐和腹泻等。如过敏反应发展到过敏性休克，则会导致血压急剧下降、支气管痉挛、心动过速和心律不齐甚至死亡。过敏反应与抗原诱导的免疫球蛋白E（IgE）形成有关。IgE会促使细胞产生大量的血管活性物质如组氨酸。

人们常常低估了皮肤的代谢能力。事实上，皮肤拥有一系列的药物代谢酶，包括CYP1A1、CYP1B1、CYP2E1、CYP2B6和CYP3A5。表皮角朊细胞也表达FMO-3、GST、NAT和UGT。因此，药物在皮肤组织可代谢产生活性产物，造成氧化应激、与大分子共价结合和半抗原的形成。皮肤组织存在以朗格汉斯细胞为代表的免疫系统，在皮肤过敏反应中起重要作用。磺胺类药物（如异噁唑）较易产生皮肤过敏反应，约5%的健康者对磺胺类药物过敏。磺胺类药物属于芳胺类化合物，在体内被CYP氧化代谢为芳羟胺。芳羟胺发生自发性氧化，形成不稳定、具有反应性的亚硝基芳烃。亚硝基芳烃可能通过半抗原化和危险信号（如热休克蛋白和细胞因子）刺激朗格汉斯细胞及T细胞，诱发免疫应答。

B3型致癌毒性

致癌活性物质具有能与DNA核苷酸反应的特殊结构，可促使DNA交联，从而阻止基因转录或造成转录异常。细胞凋亡是机体防御已损DNA传播的主要机制。如果凋亡未被激活，机体则需要依赖基因修复来防止出现恶性肿瘤。因此，恶性肿瘤的患病风险取决于多个因素之间的平衡，包括活性物质产生、清除，DNA损坏及DNA修复效率。

芳香胺具有致癌毒性。芳香胺在体内被代谢形成芳羟胺（第1步，图2-5）。芳羟胺可被Ⅱ相酶代谢，形成更不稳定的结合产物。结合产物会发生解离，释放反应性极强的氮鎓离子，攻击DNA，诱发癌症。芳香胺也可自发进行氧化反应，产生亚硝基芳烃（第2步，图2-5）。亚硝基芳烃具有强烈的反应性，可诱发细胞毒性。亚硝基芳烃可进一步发生氧化反应，形成稳定性高、无毒的硝基代谢物（第3步，图2-5）。然而，体内存在还原酶，可将硝基代谢物转变回亚硝基芳烃（第4步，图2-5）、芳羟

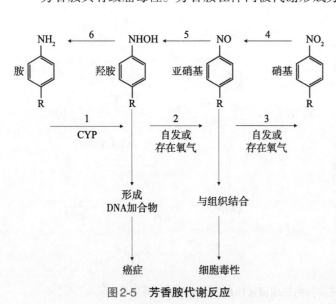

图2-5　芳香胺代谢反应

胺（第5步，图2-5）和原型芳香胺（第6步，图2-5）。因此，芳香胺经由氧化代谢反应产生的毒性代谢物是其毒性及致癌性的根源。芳香胺的毒性与芳羟胺代谢物的稳定性密切关联。一般来说，芳羟胺越稳定，其致癌性就越强。

3-硝基苯并蒽醌（3-nitrobenzanthrone，3-NBA）是一种硝基多环化合物，存在于柴油燃烧的废气中，具有致肺癌毒性。3-NBA可被还原酶代谢形成羟胺。羟胺发生氧化形成亚硝基芳烃，或经历磺酸化结合代谢、解离产生氮鎓离子（图2-6）。亚硝基芳烃及氮鎓离子皆可攻击DNA。氮鎓离子可促使基因变异，将鸟嘌呤和胞嘧啶分别转变为胸腺嘧啶和腺嘌呤。一般来说，氮鎓离子越稳定，其致突变性越强，因为活性物质需具备一定的稳定性才能保证进入细胞核，抵达DNA，与其发生反应。

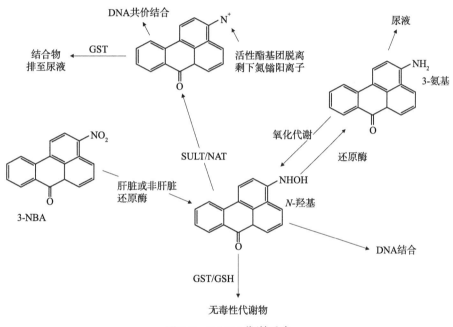

图2-6　3-NBA代谢反应

1,3-丁二烯可造成淋巴系统的癌症，如淋巴肉瘤和网状细胞肉瘤。其致癌性与其氧化代谢有关。1,3-丁二烯主要被CYP2E1和CYP2A6代谢，产生无毒的丁二醇。但是，1,3-丁二烯也会被CYP和环氧水解酶代谢，产生多个能与DNA反应的产物，包括环氧丁烯（epoxybutene）、二环氧丁烯（diepoxybutene）、丁烯二醇（butenediol）和环氧丁二醇（epoxybutenediol）。黄曲霉毒素是一类食物来源的致癌剂，毒性最强的为黄曲霉毒素B1（AFB1）。AFB1本身没有毒性，但被CYP3A4代谢产生毒性产物——8,9-外环氧化物（8,9-exo-epoxide）（图2-7）。8,9-exo-epoxide可与DNA发生相互作用，结合于鸟嘌呤的N7位；可将肝脏p53基因中第249位密码子的鸟嘌呤转变为胸腺嘧啶，这可能是其导致肝癌的主要原因。

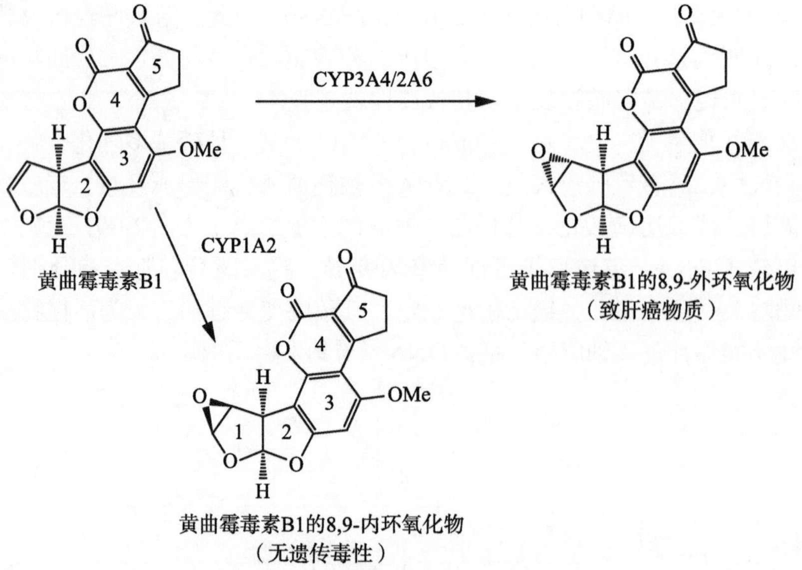

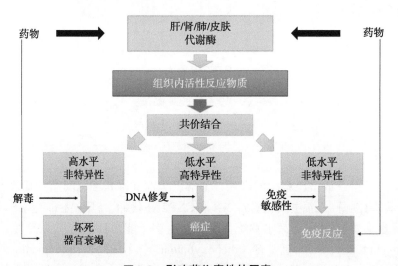

图2-7 黄曲霉毒素B1代谢反应

综上所述，代谢过程产生的不稳定、反应性和破坏性代谢产物（活性物质）是药物（或其他外源物）引起组织坏死、免疫紊乱和恶性肿瘤等毒性的根源之一。尽管活性物质在人体内都能产生，但药物B型毒性具有显著的个体差异。药物毒性是否产生取决于多个因素（如药物的暴露量、个体的解毒能力及修复功能强弱）的综合作用（图2-8）。

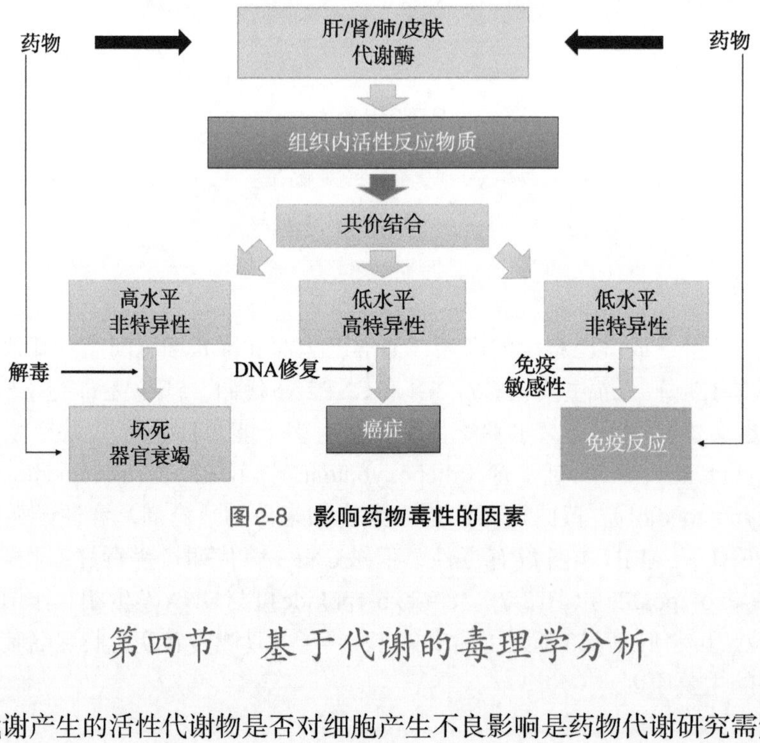

图2-8 影响药物毒性的因素

第四节 基于代谢的毒理学分析

药物代谢产生的活性代谢物是否对细胞产生不良影响是药物代谢研究需解决的关键

问题之一。在过去的30年里，研究人员针对毒性代谢产物对细胞与组织产生的影响做了大量工作，构建了体外系统来模拟有毒物质的形成和它们对人体靶细胞的影响。最简单而直接的毒性实验是蓝排除法（又称台盼蓝拒染实验）。该实验利用台盼蓝只能将死细胞染成蓝色而活细胞不能被染色的原理检测细胞存活率。其他的毒性实验（如下文）则较为特异，可评估活性物质、线粒体和DNA变异等因素在药物毒性中的作用。

埃姆斯实验

埃姆斯实验（Ames test）是检测诱变剂致癌效应的一种方法，由埃姆斯（Ames）等于1983年首先提出。该实验使用改良的鼠伤寒沙门菌（此菌株无法合成组氨酸，在培养基中无法生长），在改良菌中加入致突变物质可以引发复原突变，使细菌恢复氨基酸合成功能。菌落的生成数量和化合物的致突变效应呈线性相关。在该实验中加入人微粒体和S9组分，可评估代谢在新药毒性中的作用。事实上，人们已构建表达人CYP的鼠伤寒沙门菌，用于检测化合物是否产生诱发突变的代谢物。在对化合物深入开发之前，有必要进行埃姆斯实验。若发现化合物有致突变性，则应停止开发。

基因芯片

毒理基因组学是将基因组学、生物信息学和毒理学相结合的学科。将毒理基因组学数据库（包含已知毒物对基因的影响）和芯片数据结合后，找到了一些与组织毒性相关的生物标志基因。生物标志基因包括涉及炎症过程的基因（如白细胞介素和细胞因子的基因）和抵抗氧化应激的基因（如谷胱甘肽、超氧化物歧化酶和过氧化氢酶的基因）。除此之外，DNA修复、胆汁淤积、免疫毒性和线粒体功能基因的表达也会在毒性条件下发生大幅改变。基因芯片技术基于高密度微阵列（microarray）（毒性标志基因），比对给药组和溶剂组细胞或组织中mRNA的表达变化，评价药物产生的毒性。研究人员采用基因芯片测定了曲格列酮和曲伐沙星（已知的肝毒性药物）对肝细胞的毒性作用。结果显示，两种药物均影响了抵抗氧化应激基因的表达。曲格列酮导致大量生物标志基因上调，但更为安全的同类药物如吡格列酮和罗格列酮则对基因表达的影响较小。在受曲伐沙星影响基因中，*Bax*和*Mitofusin-1*（维持线粒体功能的两个基因）的表达发生了下调。因此，基因芯片技术用于检测药物毒性具有一定的可靠性。

彗星试验

彗星试验（comet assay）又称单细胞凝胶电泳实验，通过检测DNA链损伤来判断基因毒性。彗星试验能有效地检测并定量分析细胞中DNA单、双链缺口损伤的程度。一般来说，损伤因子诱发细胞DNA链断裂，会破坏DNA超螺旋结构。在试验操作中，采用细胞裂解液破坏细胞膜和核膜，然后用高浓度盐提取组蛋白，残留的DNA形成类核。如果类核中的DNA发生断裂，断裂点将造成松散的DNA超螺旋结构。将类核进行电泳，DNA断片可从类核部位向阳极迁移，经荧光染色后，在阳极方向可见形似彗星的特征性图像，故称"彗星试验"。彗星尾部即为迁移出类核的DNA片段。DNA损伤越严重，产生的断链和断片越多，DNA长度越短，从而在彗星尾部的长度、面积和荧光强度越大。通过测量彗星尾部的长度、面积或荧光强度等指标，可对DNA的损伤程度进行定量分析，从而确定受试物的作用剂量与DNA损伤效应的关系。该法对检测低浓度毒物具有高灵敏性（只需少量细胞）。

微核试验

微核试验（micronucleus test）是检测染色体或有丝分裂器损伤的一种遗传毒性试验方法。遗传毒性会导致有丝分裂过程中染色体丢失、断裂和损伤。损伤的染色体片段在细胞分裂后期会保留在子细胞的胞质内成为微核。该试验可在体内或体外进行，啮齿类动物骨髓嗜多染红细胞（PCE）微核试验是最常用的体内试验。给予啮齿类动物毒性物质后，取骨髓、制片、固定、染色，然后用显微镜对PCE中的微核进行计数。如果相比于对照组，处理组PCE微核增加，并呈现剂量依赖性，则可认为该受试物为致突变物。

细胞活性试验

多种细胞活性试验（cell viability assay）可用于毒性筛选。流式细胞术可从细胞凋亡和坏死的角度研究毒性物质对细胞周期的影响。荧光抗体可以用来计数和分离细胞群。此外，试验中还可使用染料，其可与DNA结合或在代谢活跃的细胞区（如线粒体）被激活。噻唑蓝（MTT）法是一种检测细胞存活率和生长情况的方法。其检测原理如下：活细胞线粒体中的琥珀酸脱氢酶能将外源性MTT还原为水不溶性的蓝紫色结晶甲臜（沉积在细胞中），而死细胞无此功能。采用二甲基亚砜溶解细胞中的甲臜，用酶联免疫检测仪于490 nm波长处测定其吸光度值，可评估活细胞数。在一定细胞数范围内，MTT结晶形成的量与细胞数呈正比例关系。MTT的优点是灵敏度高、经济，缺点是操作不便且对细胞具有破坏性。阿拉马蓝法（Alamar blue assay）操作比MTT法简便，且不需要为了观察染色情况而杀死细胞。此外，其他指标也可以反映细胞活性，如ATP可作为衡量线粒体细胞活性状况的一项指标。GSH消耗实验可揭示细胞是否处于严重氧化的状态。

生物测定

生物测定（bioassay）是测定某生物或生物性材料对化合物刺激的反应，以定性测试该化合物是否具有活性。毒性测定是生物测定中最重要的一部分。经典的毒性测定试验分类如下：①急性毒性试验，一次给予化合物后观察动物产生的毒性反应；②蓄积性毒性试验，对动物多次给予化合物（几天、几周或几个月），观察毒性蓄积和解毒的关系；③亚急性毒性试验，多次给予化合物后观察动物的毒性反应，其试验期通常为动物寿命的1/30～1/10；④慢性毒性试验，观察实验动物长期染毒所产生的反应，所谓长期是指实验动物整个生命期的大部分时段。根据需要选用不同的实验动物，采用经皮肤、经口、经呼吸道、腹腔注射、皮下注射等不同的染毒方式，通过生长发育情况、酶活性、神经反射、器官的病理改变和死亡等不同指标来衡量化合物的毒性大小。

"一室"和"二室"模型

用于毒性测定最简单的生物检测分析系统是直接将毒物与受试细胞（如人类单核白细胞和原代肝细胞）进行混合，孵育一段时间后，将细胞分离出来进行上文所述的分析检测，即"一室"分析系统。此系统适用于与细胞大分子反应前无法逃离细胞且稳定性较差的活性物质的毒性测定。

对于羟胺等相对稳定的毒物，使用多室检测分析系统会更加合适。多室系统指孵育时，采用多孔隔板将受试细胞和活性物质进行分离。"二室"分析系统可保证对受试细胞进行无菌检测，并且可以评估毒物在穿过一定距离后是否依旧具有毒性。几乎所有类型的细胞和毒物都可用上述的模块化系统来进行毒性测定。

参 考 文 献

Borlak J，2009. Trovafloxacin: a case study of idiosyncratic or iatrogenic liver toxicity-molecular mechanisms and lessons for pharmacotoxicity. Hum Exp Toxicol，28（2-3）：119-121.

Collins AR，2004. The comet assay for DNA damage and repair: principles，applications，and limitations. Mol Biotechnol，26（3）：249-261.

Coleman MD，2010. Human Drug Metabolism: An Introduction. 2nd ed. Hoboken: John Wiley & Sons Inc.

Coleman MD，2001. Dapsone-mediated agranulocytosis: risks，possible mechanisms and prevention. Toxicology，162（1）：53-60.

Coleman MD，Coleman NA，1996. Drug-induced methaemoglobinaemia. Treatment issues. Drug Saf，14（6）：394-405.

De Flora S，Zanacchi P，Camoirano A，et al，1984. Genotoxic activity and potency of 135 compounds in the Ames reversion test and in a bacterial DNA-repair test. Mutat Res，133（3）：161-198.

Funk C，Ponelle C，Scheuermann G，et al，2001. Cholestatic potential of troglitazone as a possible factor contributing to troglitazone-induced hepatotoxicity: in vivo and in vitro interaction at the canalicular bile salt export pump（Bsep）in the rat. Mol Pharmacol，59（3）：627-635.

Julie NL，Julie IM，Kende AI，et al，2008. Mitochondrial dysfunction and delayed hepatotoxicity: another lesson from troglitazone. Diabetologia，51（11）：2108-2116.

Kier LD，Neft R，Tang L，et al，2004. Applications of microarrays with toxicologically relevant genes（tox genes）for the evaluation of chemical toxicants in Sprague Dawley rats in vivo and human hepatocytes in vitro. Mutat Res，549（1-2）：101-113.

Liguori MJ，Anderson MG，Bukofzer S，et al，2005. Microarray analysis in human hepatocytes suggests a mechanism for hepatotoxicity induced by trovafloxacin. Hepatology，41（1）：177-186.

Merk HF，Baron JM，Neis MM，et al，2007. Skin: major target organ of allergic reactions to small molecular weight compounds. Toxicol Appl Pharmacol，224（3）：313-317.

Stoddart MJ，2011. Cell viability assays: introduction. Methods Mol Biol，740：1-6.

von Ledebur M，Schmid W，1973．The micronucleus test．Methodological aspects．Mutat Res，19（1）：109-117．

Vyas PM，Roychowdhury S，Koukouritaki SB，et al，2006．Enzyme-mediated protein haptenation of dapsone and sulfamethoxazole in human keratinocytes：Ⅱ．Expression and role of flavin-containing monooxygenases and peroxidases．J Pharmacol Exp Ther，319（1）：497-505．

第三章

影响药物代谢的因素

影响代谢的因素较多，其中包括基因多态性、饮食、性别、吸烟、饮酒和疾病等（图3-1）。这些因素或增强药物清除，导致药物治疗失败；或抑制药物消除，导致不良反应（图3-1）。本章将对影响药物代谢的主要因素一一进行讨论。

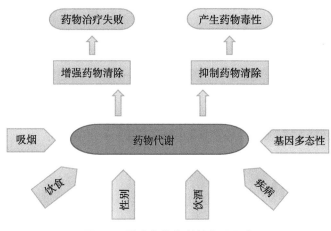

图3-1 影响药物代谢的主要因素

基因多态性

基因多态性的重要性在于确保单一毒素、细菌或病毒无法消除整个生物群体。基因多态性体现在编码蛋白的DNA上单个核苷酸的差异或整条基因的不同，从而造成编码蛋白中某个氨基酸或整个蛋白序列的变化，导致一部分个体表达的蛋白与其他群体所表达的在结构与功能上具有显著差异。基因多态性指的是存在于1%以上群体的基因变种。多态性蛋白的功能一般较正常（野生型）蛋白的弱，甚至功能完全丧失。常见的基因多态性是由单一核苷酸置换引起的，意味着编码蛋白上某一个氨基酸的不同，被称为单核苷酸多态性（single nucleotide polymorphism，SNP）。基因多态性来源于变异，普遍存在于人群中。代谢酶的基因多态性可导致药物治疗失败（适用于药物是前药的情形，前药需要由代谢转换成活性代谢物而产生药效）或产生毒副反应，降低药物耐受程度（适用于本身具有药理活性的药物，代谢酶多态性导致药物蓄积、浓度过高）。

基因多态性通常用"*"标识。"*"后加上一个数字表示一个等位基因变体。野生型等位基因（主要的基因型）常表示为*1，如CYP2B6*1。多态性可能含有一个或多个

SNP，如CYP2B6共有8个等位基因变体，其中CYP2B6*4只有1个SNP，而CYP2B6*6有2个SNP。文献中采用相关密码子/核苷酸或相关蛋白上的氨基酸残基对SNP进行标注。例如，对于CYP2B6*4，SNP为A785G或A＞G785（即野生型第785位的腺嘌呤碱基被鸟嘌呤置换）。相应的，野生型蛋白第262位赖氨酸（密码子为AAA或AAG）残基被精氨酸（密码子为AGA或AGG）所置换。因此，以上的SNP也可用Lys262Arg表示。

对于个体而言，同一基因在两条染色体上的基因型（突变）可能相同也可能不同，因此，以两个"*＋数字"代表两条染色体各自携带的基因型（突变）。例如，*1*1代表两条染色体均为*1型变体；*1*2代表一条染色体携带*1型变体，而另一条染色体携带*2型变体。

CYP基因多态性

CYP1A1基因具有4种多态性，其中对CYP1A1*2和CYP1A1*3研究得最多。与其他多态性相比，这两种多态性编码的蛋白只有一个氨基酸残基的区别，却更容易被诱导而催化产生更多的活性物质，增加发生癌症的风险。CYP1A2有2个变体：一个是功能有缺陷的CYP1A2*1C，其代谢咖啡因的能力减弱；另一个是活性较高的CYP1A2*1F。研究已发现CYP1B1的多个变体，包括CYP1B1*2、CYP1B1*3和CYP1B1*4。CYP1B1*2含有2个SNP，可能促使酶表达升高。CYP1B1*3中第432位的缬氨酸置换了野生型中的亮氨酸，其活性有所增强，且更易于被诱导。相比于其他变体，CYP1B1*4降解较快，半衰期较短，难以产生大量的活性物质，因此对机体可能具有保护作用。CYP1B1变体可能增加发生癌症的风险，但目前还没有得出完全一致的结论。

CYP2A6至少有2个变体：CYP2A6*2和CYP2A6*4C。这两个变体均造成蛋白的缺失。CYP2A6代谢清除香烟中的亚硝胺类物质（如NNK），产生致癌物质。20%以上日本人群携带CYP2A6*4C，不表达CYP2A6，因此对香烟诱导的肺癌更具抵抗力。CYP2B6具有至少4个重要的变体：CYP2B6*4（A758G）、CYP2B6*6（G516T、G758G）、CYP2B6*9（G516T）和CYP2B6*18（T983C）。G516T造成基因转录异常，产生短链mRNA。其翻译的蛋白长度较正常短，催化活性是正常的1/4左右。CYP2B6*6是最常见的变体，存在于60%以上巴布亚新几内亚人群、40%以上中国人群及约28%的高加索人群。CYP2B6*6显著延缓依非韦仑（efavirenz，抗HIV药）在体内的代谢清除，导致血药浓度升高将近3倍。

CYP2C8有4个主要变体：CYP2C8*2、CYP2C8*3、CYP2C8*4和CYP2C8*5。CYP2C8*3含有2个SNP（Arg139Lys、Lys399Arg），在高加索人群中出现的频率为13%～23%。布洛芬（ibuprofen）（R-同分异构体）是CYP2C8的特异性底物。在携带CYP2C8*3*3的人群中，布洛芬（R-同分异构体）的消除延缓，半衰期延长了4倍。CYP2C9有2个变体，各含有1个SNP：CYP2C9*2和CYP2C9*3。CYP2C9*2存在于约20%的高加索人群，以及7%非裔美国人群和西班牙人群，其催化活性较野生型弱。CYP2C9*3存在于12%的高加索人群，其活性严重受损，为野生型活性的10%以下。CYP2C9介导的代谢清除约80%的华法林（S-同分异构体，提供约70%的药理作用）。CYP2C9*3*3严重减弱华法林（S-同分异构体）的代谢，极大地提高其在体内的暴露水平。相比于野生型病人，携带CYP2C9*3*3的病人只需1/10以下的华法林剂量就能达到同等的抗凝血效果。

苯妥英的代谢也受CYP2C9变体的影响。研究表明，要达到与野生型病人同等的治疗效果，CYP2C9*1*3需2/3的苯妥英剂量，而CYP2C9*2*3只需要1/2的苯妥英剂量。如果给予携带变体的病人与野生型病人同等的剂量，则血药浓度将提高3倍以上，造成毒副反应。

CYP2C19具有7个基因变体，其中3个具有重要临床意义：CYP2C19*2（存在于15%的高加索人群和30%的中国人群）、CYP2C19*3（存在于25%的韩国人群）和CYP2C19*17（存在于约18%的瑞典人群和埃塞俄比亚人群）。CYP2C19*2和CYP2C19*3编码的蛋白完全丧失催化活性。CYP2C19*17的启动子异常，增强了转录效率，造成蛋白表达提高和药物代谢加快。氯吡格雷（clopidogrel，抑制血小板药物）的药理作用来源于CYP2C19催化产生的活性代谢物。氯吡格雷对约1/3的韩国病人没有效果，可能与病人携带CYP2C19*3、无法形成活性代谢物有关。

CYP2D6具有较多基因变体，包括CYP2D6*4（存在于约25%的高加索人群）、CYP2D6*5、CYP2D6*10（存在于约1/2的中国人群）和CYP2D6*17（存在于约17%的非洲人群）。CYP2D6*4含有的SNP扰乱了mRNA剪切，导致酶不表达。CYP2D6*10编码的酶不稳定，活性比野生型弱。CYP2D6*17编码的酶活性很弱。

CYP2E1主要的多态性包括Dra1（T7668A，即CYP2E1*6）、PstI/RsaI（即CYP2E1*5B）、RsaI（即CYP2E1*5）和CYP2E1*7B。Dra1存在于约8%的高加索人群，可增加酗酒和周围神经病变的风险。神经病变与CYP2E1介导的正己烷氧化（代谢物为2,5-己二酮）有关。CYP2E1*5B杂合体与患非酒精性脂肪性肝炎（NASH）风险有关。CYP2E1*5的SNP发生在HNF1α的结合位点，导致酶表达降低和催化活性减弱，因此CYP2E1*5可能与肺癌和膀胱癌患病率低有关。CYP2E1*7B存在于7%的高加索人群，与肺癌高患病率有关。

CYP3A4基因序列在人类中相当保守，基因变体较少。CYP3A4*1B是一个罕见的变体，序列异常发生在启动子，导致其对激素诱导响应能力减弱。因此，携带CYP3A4*1B的个体可能具有更高的激素水平，发生肿瘤（如前列腺癌）的风险增加。CYP3A5具有一个重要的基因变体——CYP3A5*3，该变体产生催化活性很弱的酶蛋白。CYP3A5代谢清除他克莫司（tacrolimus）和阿托伐他汀（atorvastatin）。对于携带CYP3A5*3*3的病人，为避免产生毒副作用，需降低他克莫司的剂量。CYP3A5*3*3还可导致阿托伐他汀血药浓度增加。此外，激素代谢导致的肿瘤患病率增加被认为与CYP3A5基因变异（如CYP3A5*3）有关。

其他基因多态性

最严重也是最罕见的UGT多态性是Crigler-Najjar综合征相关变体CN-Ⅰ。CN-Ⅰ个体中，不表达UGT1A1，无法清除胆红素，病人在出生后几年会出现死亡。CN-Ⅱ变体表达少量的UGT1A1，对苯巴比妥诱导有响应。苯巴比妥诱导可使其蛋白表达达到正常人的20%。最普遍的UGT多态性是UGT1A1*28（Gilbert综合征）。UGT1A1*28启动子区的TATA盒含有7个TA重复单元，比野生型多1个，使基因转录效率降低为野生型的30%。UGT1A1*28*28存在于25%的非裔人群和5%～15%的高加索人群，可增加多环芳香烃或激素相关癌症的患病风险。此外，UGT1A1*28变体使病人在伊立替康治疗中产生的毒副反应更严重。这与 UGT1A1*28 代谢清除活性产物 SN-38 的能力下降有关。UGT1A7 基因至少有 3 个 SNP，均导致酶活性减弱。其中，最普遍的变体是 UGT1A7（Trp208Arg）。与 UGT1A1 类似，UGT1A7 也有一个变体 UGT1A7（T57G）的启动子 TATA 盒发生异常，导致蛋白表达下降 70%。

SULT1A1 有 3 个多态性：SULT1A1*1（野生型，存在于 65% 的高加索人群和 90% 的中国人群），SULT1A1*2（存在于 32% 的高加索人群和 8% 的中国人群）和 SULT1A1*3（存在于 22% 的非裔美国人群）。SULT1A1*2 中只有一个氨基酸发生了变化，使酶稳定性和催化活性大大降低。从导致癌症风险角度来看，高活性的 SULT1A1*1 风险更低，因其可快速将活性物质转化成无活性的磺酸苷代谢物（sulfate），但对于某些化合物如致癌物 2- 芴基甲基酮（acetylfluorene），SULT1A1*1 可能会带来麻烦，因为 2- 芴基甲基酮能被 SULT 间接激活成活性物质。野生型 GST-M1 存在于 60% 的高加索人群，而剩余的人群表达 GST-M1 null（功能丧失型）。在化疗中，GST-M1/GST-T1 null 变体使不良反应增强了 6 倍。此外，GST-P1 变体使多西他赛治疗时的周边神经毒性增加。这可能与 GST 变体无法清除活性物质而导致的氧化应激有关。

摄取和外排转运体也有基因多态性。然而，对大多数基因多态性在临床药物处置和体内暴露中的作用尚不清楚。有研究表明，BCRP（C421A）存在于 40% 的中国人群，可导致瑞舒伐他汀（rosuvastatin）血药浓度下降。

年龄

早在 20 世纪 50 年代，人们就认识到年龄可影响药物代谢与清除。一般而言，老年人由于代谢系统效率降低，药物清除能力也降低。新生儿（小于 4 周龄）由于体内代谢酶发育不成熟，代谢清除药物的能力有限，故这两种情形均可能造成药物在体内蓄积而导致毒性。

当年龄超过 70 岁时，人体许多机能急剧下降，其中包括药物清除能力。值得注意的是，除了 CYP1A2 活性有所降低外，其他主要 CYP 活性不发生改变。影响老年人药物清除的因素实际上是生理变化，如肝、肠血流量降低，肾功能下降和脂肪堆积等。相比于 30 岁的青年人，60 ~ 70 岁老年人的肝血流量减少了约 40%。因此，老年人对高固有清除率药物的清除会有所减少。例如，普萘洛尔（propranolol）在老年人体内的清除率下降了 50%。

新生儿中 CYP 活性是成年人的 1/3 ~ 1/2，无法较好地完成经 CYP 代谢药物的清除，药物半衰期可延长至成年人的 10 倍以上。新生儿肝脏内 CYP 表达过低，如 CYP2C 是成年人的 10% ~ 20%，CYP2E1 是成年人的 10%，而 CYP1A2 表达极低。咖啡因（CYP1A2 底物）在早产儿体内的清除率约为成年人体内的 1/9。新生儿体内 UGT 表达也较低，是导致新生儿黄疸的主要原因（因无法较好地清除胆红素）。相比于成年人，经 UGT 代谢药物（如劳拉西泮、吗啡、齐多夫定和丙泊酚）在新生儿体内的清除率可降低＞ 75%。肾功能不全也是影响新生儿药物清除的因素。经由肾脏清除的药物（如西咪替丁、万古霉素和氨苄西林）在新生儿体内的清除率不到成年人的 1/3。药物代谢清除障碍在早产儿中尤为严重。早产儿代谢清除药物的能力不足足月儿的一半。此外，药物在新生儿体内的吸收也可能发生改变。由于肠道发育不成熟，新生儿一般具有较高的肠道通透性和药物吸收率。

饮食

食物中含有大量的化合物，其中包括抗氧化剂、植物毒素、防腐剂、多酚、多环芳烃和环境污染物。食物来源的化合物可能像药物分子一样影响代谢酶的表达和催化活性。植物（如茶）含有数以千计的多酚类化合物，如酚酸、黄酮、二苯乙烯类和木脂素类。黄酮化合物槲皮素（quercetin）和漆黄素（fisetin）是COMT的底物，可竞争性抑制内源物儿茶酚胺和儿茶酚雌激素的代谢。烤肉中含有多环芳烃、亚硝胺和杂环芳胺，它们可诱导CYP1A1、CYP1A2、GST和UGT等酶的表达。十字花科蔬菜（西兰花、花菜、卷心菜和甘蓝）含有大量的有益物质，如多酚、硫代葡萄糖苷（glucosinolate）和异硫氰酸酯（isothiocyanate）。西兰花中主要的硫代葡萄糖苷为萝卜硫苷（glucoraphanin），其在食物制备过程中被酶解为萝卜硫素（sulforaphane）。萝卜硫素具有多种生物活性：①激活Nrf2系统，从而诱导解毒酶如GST和环氧水解酶；②提高GSH水平；③下调CYP3A4表达，减少类固醇产生；④具有抗炎和心血管保护作用。此外，十字花科蔬菜可诱导CYP1A2表达，或对其底物代谢造成影响。水田芥（watercress）含有异硫氰酸苯乙酯（phenethyl isothiocyanate），可抑制CYP1A2和CYP2E1活性，从而抑制香烟相关致癌物的激活。很多饮料如咖啡、茶和可乐中含有咖啡因，咖啡因主要被CYP1A2代谢，能竞争性抑制CYP1A2对其他底物的代谢。

性别

性别也是影响药物清除的因素。男性CYP1A2和CYP2E1活性比女性高，而女性CYP2A6、CYP2B6和CYP3A4活性比男性高。CYP2C和CYP2D6在两性中没有差别。女性体内氟喹诺酮类药物如环丙沙星清除较男性慢，其血药浓度水平是男性的1.3倍以上，副作用也较男性强。对造成该类药物在两性中清除差别的具体原因目前尚不清楚。

吸烟

香烟中含有约4000种化学物质，包括45～50种致癌物。其中，β-萘胺和4-氨基联苯为膀胱癌的诱导剂。吸烟对药物清除的影响相对狭窄，仅限于CYP1A2。由于香烟的诱导作用，CYP1A2在约45%的高加索人群中高表达，因此可能影响CYP1A2底物（如茶碱、华法林、氟伏沙明、氯氮平和奥氮平）的代谢清除。

饮酒

乙醇在体内主要经由乙醇脱氢酶（ADH）和乙醛脱氢酶（ALDH）代谢清除。ADH

将乙醇代谢为乙醛，而后ALDH将乙醛转变成乙酸。ADH基因位于21位染色体，包括5个家族：ADH1～ADH5。ADH1A、ADH1B和ADH1C在肝脏中表达，而ADH3、ADH4和ADH1C在小肠表达。对ADH5的功能目前还不清楚。最重要的两种ALDH为ALDH1A1和ALDH2。ALDH2代谢乙醛的效率是ALDH1A1的数百倍。ADH和ALDH都具有基因变体，这是造成个体间乙醇耐受巨大差异的原因。ADH1B*1（野生型，普遍存在于高加索人群）是代谢乙醇效率最高的基因型，其蛋白的第47位和369位氨基酸为精氨酸。ADH1B*2（普遍存在于中国、日本和韩国人群）的第47位氨基酸为组氨酸，代谢乙醇的效率是野生型的1/4左右。ADH1B*3（存在于某些非洲族群）的第369位氨基酸为半胱氨酸，代谢乙醇的能力很低。ALDH*1*1（野生型）是各ALDH基因型中活性最高的。ALDH*1*2存在于东方人群，活性约为野生型的25%。ALDH*2*2编码的蛋白没有活性，因此使其携带者对乙醛中毒相当敏感。

乙醇是CYP2E1的诱导剂，也可影响CYP1A1和CYP3A的表达。长期酗酒者体内的CYP2E1水平比不饮酒者高出10倍多，可以较快地清除CYP2E1的底物类药物。因为CYP2E1可将异烟肼（isoniazid）转化为活性物质，诱发肝损伤，所以服用异烟肼的肺结核病人不宜饮酒。一般认为，服用抗生素的病人也不能饮酒，因为抗生素可能抑制ALDH的活性，进而抑制乙醛的清除。乙醛清除受限可导致严重的颜面潮红、呕吐、冒汗和恶心等不适反应。对于长期酗酒者，乙醇对肝脂质的精密调控具有破坏作用，可诱发酒精性脂肪肝或肝炎。乙醇影响脂质的机制包括：①抑制脂质调控体——脂联素（adiponectin）；②抑制sirtuin 1、AMPK和PPAR-α通路；③导致NADH产生过量（由ADH介导）。此外，乙醇诱导CYP2E1表达，CYP2E1可将乙醇转化为有毒的羟乙自由基，造成氧化应激，促使细胞损伤。

疾病

疾病也会影响药物代谢和清除。肝硬化影响药物代谢的因素包括血流量降低、功能性肝细胞丧失和蛋白结合率改变。一般而言，肝硬化可使药物的代谢和清除率下降。例如，β受体阻滞剂、戊唑辛和利多卡因在肝硬化病人体内的清除率下降了30%～50%。特别需注意的是，肝硬化对口服药物的生物利用度影响很大，可使口服药物的血浆浓度增加2～7倍（对于氯美噻唑来说是17倍）。丙型肝炎病人体内的CYP（如CYP3A4）表达减少，对很多治疗药物的清除减弱。2型糖尿病病人体内CYP2E1表达增加，清除氯唑沙宗的速度较健康者提高了2.5倍以上。

参考文献

Chen YC，Peng GS，Wang MF，et al，2009．Polymorphism of ethanol-metabolism genes and alcoholism：correlation of allelic variations with the pharmacokinetic and pharmacodynamic consequences．Chem Biol Interact，178（1-3）：2-7．

Cropp CD，Yee SW，Giacomini KM，2008．Genetic variation in drug transporters in ethnic populations．Clin Pharmacol Ther，84（3）：412-416．

Coleman MD，2010．Human Drug Metabolism：An Introduction．2nd ed．Hoboken：John Wiley & Sons Inc．

De Leon J，2004．Atypical antipsychotic dosing：the effect of smoking and caffeine．Psychiatr Serv，55（5）：491-493．

Ginsberg G，Hattis D，Sonawane B，2004．Incorporating pharmacokinetic differences between children and adults in assessing children's risks to environmental toxicants．Toxicol Appl Pharmacol，198（2）：164-183．

Kaplan M，Renbaum P，Vreman HJ，et al，2007．（TA）n UGT 1A1 promoter polymorphism：a crucial factor in the pathophysiology of jaundice in G-6-PD deficient neonates．Pediatr Res，61（6）：727-731．

Kearns GL，Robinson PK，Wilson JT，et al，2003．Pediatric Pharmacology Research Unit Network．Cisapride disposition in neonates and infants：*in vivo* reflection of cytochrome P450 3A4 ontogeny．Clin Pharmacol Ther，74（4）：312-325．

Kirchheiner J，2008．CYP2D6 phenotype prediction from genotype：which system is the best? Clin Pharmacol Ther，83（2）：225-227．

Krähenbuhl S，Brauchli Y，Kummer O，et al，2007．Acute liver failure in two patients with regular alcohol consumption ingesting paracetamol at therapeutic dosage．Digestion，75（4）：232-237．

Lu Y，Cederbaum AI，2008．CYP2E1 and oxidative liver injury by alcohol．Free Radic Biol Med，44（5）：723-738．

Petersen KU，2009．Relevance of metabolic activation pathways：the example of clopidogrel and prasugrel．Arzneimittelforschung，59（5）：213-227．

Shebley M，Hollenberg PF，2007．Mutation of a single residue（K262R）in P450 2B6 leads to loss of mechanism-based inactivation by phencyclidine．Drug Metab Dispos，35（8）：1365-1371．

Swen JJ，Huizinga TW，Gelderblom H，et al，2007．Translating pharmacogenomics：challenges on the road to the clinic．PLoS Med，4（8）：e209．

第四章

代谢的时辰节律

　　时辰节律（又称昼夜节律）是生命体以24小时左右为周期波动的现象。动物的摄食、躯体活动、睡眠和觉醒等都呈现时辰节律性。人体生理功能、学习与记忆能力、情绪和工作效率等也有明显的时辰节律。例如，人的体温凌晨较低，白天渐渐升高，至夜晚又降低；人在白天交感神经占优势，夜晚则副交感神经占优势；人体新陈代谢是白天分解过程旺盛，夜晚同化过程增强。时辰节律致使食物/药物于不同时间进入机体后，所产生的效果（营养成分吸收程度、疗效或毒副作用等）可能不同。例如，磺胺类药物于16时服用的血浆峰浓度较其他时间服用的高；于6时服用阿司匹林可使其消除减慢、半衰期延长、药效增强，而18～22时服用则药效较差。可见时辰节律对药代动力学的影响不容忽视。现代医学也越来越提倡"择时用药"。

　　时辰节律受到生物钟的调控。生物钟由以时钟因子BMAL1和CLOCK为核心的转录-翻译多反馈环组成。主反馈环中，BMAL1/CLOCK形成异源二聚体，激活PER、CRY、REV-ERB和ROR的转录；当PER和CRY蛋白浓度过高时，反过来抑制BMAL1/CLOCK的转录活性，从而降低自身的表达；REV-ERBα与ROR蛋白竞争性地结合BMAL1基因启动子，节律性调节BMAL1表达。类似的，多种转录-翻译（正/负）反馈环存在于生物钟的各级调控通路中。核心时钟因子通过调控转录因子/核受体（如DBP、E4BP4和PPAR等）的表达来直接或间接调节功能基因（如代谢酶）的时辰节律。

　　一般情况下，机体处于规律性昼夜变化的环境中，体内生物钟有序运转，时辰节律正常稳定。然而（长期）破坏这种规律性环境后，机体的生物钟会出现故障，导致时辰节律紊乱。时辰节律紊乱容易引起躯体疲惫、思维迟缓、食欲下降和睡眠障碍等，甚至引发多种疾病。

　　鉴于时辰节律的重要性，人们对此开展了多种相关研究。目前哺乳动物时辰节律研究的对象多为饲养小鼠。小鼠的节律周期约为24小时，与人类相似；但小鼠在夜晚活跃、白天休息，与人类恰好相反。节律相关研究中，人们常用"CT"（circadian time，昼夜节律时间）或"ZT"（zeitgeber time，授时因子时间）来度量时间。"CT"是基于内源性节律自由运行周期（约24小时）的标准时间单位，一般适用于恒定环境条件；而"ZT"是基于授时因子周期的时间单位，应用更加广泛。例如，12小时光照：12小时黑暗的授时因子周期下，ZT0是刚开始有光照的时间点，ZT4是光照后4小时，ZT10是光照后10小时；若7时开始光照（ZT0），则ZT2为9时，ZT22为第二天5时……以此类推。研究发现，部分基因的时辰节律还可能与季节相关。

　　肝、肠、肾作为最重要的代谢器官，内含的多种代谢酶已被发现与生物钟紧密联系。肝脏是药物代谢及解毒最重要的器官，能促进药物的生物转化及毒性药物的代谢。小鼠肝脏的转录组学分析揭示，约10%节律基因参与了药物代谢解毒的进程。本章将对其中几类重要的节律性代谢酶进行介绍。明确代谢酶的表达节律及节律产生机制，探索药物的药代动力学、药效和毒性的时辰差异，可为优化临床给药方案、规避毒性、提高药效、指导新药设计与研发提供理论基础和科学依据。

第一节 CYP 的时辰节律

Ⅰ相代谢酶CYP是肝脏药物代谢的关键酶，在药物代谢和解毒中起到重要作用。近年来人们发现许多CYP的表达具有时辰节律性，且它们的节律性表达受到时钟因子/核受体的调控。大数据分析显示，小鼠肝脏中有节律特征的CYP大部分在夜间或昼夜交替时具有更高的mRNA表达，如Cyp1a2、Cyp2a4、Cyp2a5、Cyp2b10、Cyp2e1、Cyp4a14和Cyp7a1等（图4-1）。这可能与机体在活动期需要更强的代谢解毒功能有关。目前，多个重要的节律性CYP已被报道。下面进行简要介绍。

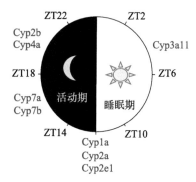

图4-1 小鼠节律性CYP表达的峰值点（相位）

Cyp1a1和Cyp1a2节律

小鼠Cyp1a1和Cyp1a2的mRNA表达具有相似的时辰节律性（白天高、夜晚低）。值得注意的是，雌雄小鼠节律性有所差别。相比雌性小鼠，雄性小鼠的节律更加显著，峰谷比达到了29.5（Cyp1a1）和5.2（Cyp1a2）。*Shp*是时辰节律基因，其表达受核心时钟因子BMAL1和CLOCK/NPAS2的调控。小鼠敲除*Shp*基因（*Shp*-KO或$Shp^{-/-}$）后，体内Cyp1a2的mRNA表达明显下降、节律消失（图4-2A）。进一步机制研究发现，转录因子Dec2抑制Cyp1a2的表达；Shp通过拮抗Dec2的抑制作用，正向调控Cyp1a2。

Cyp2a4和Cyp2a5节律

小鼠Cyp2a4和Cyp2a5的mRNA表达具有显著的节律，且都在昼夜交替时达到最高峰（图4-2B/C）。在*Shp*基因敲除小鼠中，Cyp2a4和Cyp2a5的mRNA表达均显著下降

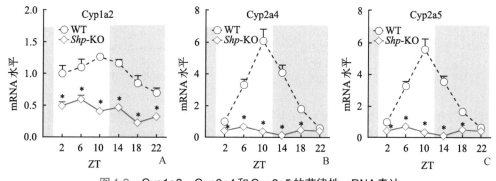

图4-2 Cyp1a2、Cyp2a4和Cyp2a5的节律性mRNA表达

*代表各时间点两组间具有显著性差异

（图4-2B/C）。进一步研究发现，*Shp*通过抑制负调控因子E4bp4的表达促进Cyp2a4和Cyp2a5的转录。

PAR bZip转录因子具有强烈的节律性，直接受核心时钟因子调控，在机体节律振荡机制中起重要作用。它包含三名成员：白蛋白位点D结合蛋白（DBP）、促甲状腺素胚胎因子（TEF）和肝细胞白血病因子（HLF）。在*PAR bZip*基因敲除小鼠肝脏中，Cyp2a4和Cyp2a5的mRNA表达明显降低，说明PAR bZip对二者有不可忽视的正向调控作用。

同时，研究人员发现节律基因Ppar-γ的蛋白表达与Cyp2a5 mRNA水平密切相关（$r^2 = 0.989$）（图4-3A）。在细胞水平上，激动/敲低Ppar-γ使得Cyp2a5 mRNA表达上调/下调。在血清诱导细胞节律模型中，敲低Ppar-γ削弱了Cyp2a5 mRNA原本的节律。通过多种分子生物学技术［荧光素酶报告基因分析、电泳迁移率变动分析（EMSA）、染色质免疫沉淀（ChIP）等］，验证了Ppar-γ是Cyp2a5的转录激活因子，Ppar-γ节律性表达是Cyp2a5节律产生的原因之一。此外，Cyp2a5的蛋白亦具有明显节律，其底物香豆素在体内的7-羟基化代谢相对应地呈现出时辰依赖性（图4-3B）。

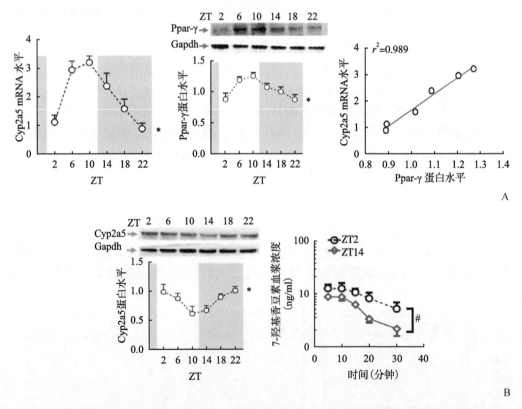

图4-3　节律性Cyp2a5 mRNA与Ppar-γ蛋白相关性（A）和Cyp2a5蛋白及其活性节律（B）
$* P < 0.05$，单因素方差分析；$\# P < 0.05$，双因素方差分析

Cyp2b10节律

小鼠Cyp2b10 mRNA在夜晚表达更高，具有显著的时辰节律，且雄性小鼠的节律波动更明显。研究发现在*PAR bZip*基因敲除小鼠中，核受体Car和代谢酶Cyp2b10的mRNA水平显著降低，且苯巴比妥诱导肝肠Cyp2b10表达的效果也大大减弱（相比野生型小鼠）。进一步研究发现，PAR bZip（DBP、HLF和TEF）通过激活Car正向调控Cyp2b10的节律性表达。*PAR bZip*基因缺失小鼠对外源物的解毒功能减弱，对外源物产生的毒性更加敏感。

另外，研究人员发现*Shp*基因敲除小鼠体内Cyp2b10的mRNA和蛋白水平显著降低（图4-4A/B）。Cyp2b10底物试卤灵（resorufin）在不同昼夜时点的代谢快慢与Cyp2b10蛋白的节律相对应（图4-4C）。分子机制研究提示，*Shp*通过对转录抑制因子Rev-erbα的拮抗作用激活Rev-erbα靶基因*Cyp2b10*的转录。

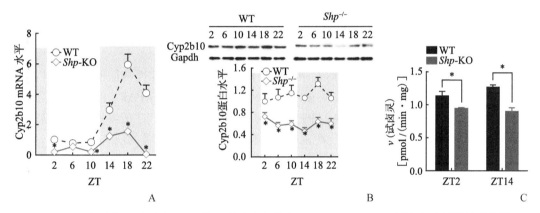

图4-4 野生型（WT）小鼠/*Shp*基因敲除小鼠体内Cyp2b10 mRNA、蛋白和酶活性的节律性
* 代表各时间点两组间具有显著性差异

Cyp2e1节律

小鼠肝脏Cyp2e1 mRNA表达具有明显的节律，且于昼夜交替时达到最高（图4-5A）。Cyp2e1的蛋白节律亦十分明显，相较于mRNA延迟了约8小时（图4-5B）。对应的，Cyp2e1活性具有显著的时辰节律性，其特异性底物对硝基苯酚（*p*-nitrophenol）的代谢在夜晚更强（图4-5C）。然而，敲除*Shp*基因后，小鼠肝脏Cyp2e1的mRNA表达、蛋白水平和酶活性均显著下降，且节律大大削弱或消失（图4-5），说明*Shp*对Cyp2e1有正向调控作用。基于分子生物学研究，*Shp*通过抑制Dec2/Hnf1α作用，激活Cyp2e1的转录。

另外，小鼠Cyp2e1 mRNA的表达受Hnf1α/Cry1的调控。荧光素酶报告基因实验显示Cyp2e1的启动子活性受Hnf1α激活，并被转录抑制因子Cry1抑制。采用血清休克法

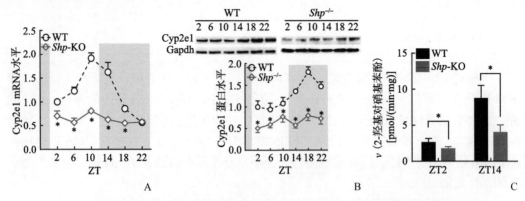

图4-5　野生小鼠/*Shp*基因敲除小鼠体内Cyp2e1 mRNA、蛋白和酶活性的节律性

* 代表各时间点两组间具有显著性差异

（serum shock）诱导细胞产生节律，分析细胞中Cyp2e1 mRNA在24小时内的表达变化，发现敲低Hnf1α或Cry1抑制了Cyp2e1 mRNA的振荡（即节律削弱）。小鼠染色质免疫沉淀实验表明，Hnf1α和Cyp2e1启动子的结合强弱与Cyp2e1 mRNA节律性表达密切相关。由此可知，转录激活因子Hnf1α周期性地激活Cyp2e1转录，而负反馈调节因子Cry1抑制Cyp2e1转录，两者共同参与调节Cyp2e1的节律性表达。

Cyp2e1在肝脏外源物代谢与解毒中起重要作用，其时辰节律性特征也是影响外源物代谢与解毒功能的重要因素。例如，解热镇痛药对乙酰氨基酚（APAP）的肝脏毒性具有时辰依赖性，小鼠夜晚服用过量APAP产生的肝毒性比白天服用产生的毒性更强。这是因为Cyp2e1在夜晚表达更高，可催化产生更多的有毒代谢产物（醌类物质NAPQI）。

Cyp3a11 节律

小鼠Cyp3a11对应人的CYP3A4，是最重要的药物代谢酶之一。研究发现，小鼠Cyp3a11的mRNA在白天表达较高、夜晚表达较低（图4-6A），其蛋白则在夜晚表达更高、白天较低（图4-6B/C），即Cyp3a11蛋白节律表达相比mRNA推迟了约12小时。敲除核心时钟基因*Bmal1*后，小鼠肝Cyp3a11的mRNA和蛋白表达均显著降低、节律消失（图4-6），提示Bmal1在Cyp3a11节律形成中起重要作用。

Cyp3a11 mRNA在ZT6～ZT10时达到最高峰的节律与转录因子Dbp的节律相似。Dbp直接受核心时钟因子Bmal1正向调控作用。研究表明，Cyp3a11的节律很大一部分来源于Dbp与E4bp4的竞争性转录调控机制。Dbp作为转录激活因子，可以结合下游基因（Cyp3a11）启动子上的D-box序列，实现对Cyp3a11的转录激活作用。而E4bp4是转录抑制因子，与Dbp竞争性结合下游基因的D-box序列，进而抑制Cyp3a11的转录。当Dbp表达量升高时，Cyp3a11表达随之升高；当Dbp表达下降时，E4bp4作用于Cyp3a11，抑制其表达。此外，Bmal1转录激活Hnf4α，而Hnf4α正向转录调控Cyp3a11的表达。综上，Bmal1分别通过Dbp/E4bp4和Hnf4α途径影响Cyp3a11的表达和节律。另外，时钟因子Npas2也可正向转录调控Cyp3a11的表达。

乌头碱、附子（黑顺片）和雷公藤甲素经由Cyp3a11代谢解毒。这三者在小鼠体内

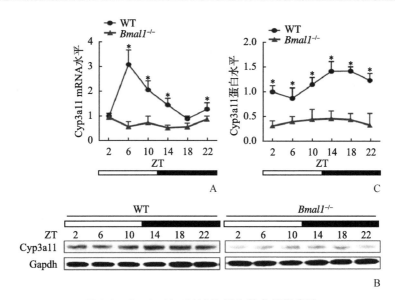

图4-6 Cyp3a11mRNA和蛋白的节律性表达

*代表各时间点两组间具有显著性差异

的毒性呈现明显的时辰依赖性：白昼（ZT2）给药比夜晚（ZT14）给药产生的毒性更大。这是由于Cyp3a11蛋白在夜晚表达更高、代谢更快，解毒功能更强。体外肝微粒体代谢实验也表明，乌头碱和雷公藤甲素在白昼时的代谢较夜晚时的弱。

Cyp7a1和Cyp7b1节律

肝脏Cyp7a1、Cyp7b1和Cyp27a1参与胆汁酸的合成，在维持胆固醇代谢平衡中起到重要作用。其中，Cyp7a1是催化胆固醇在肝脏分解为胆汁酸的关键限速酶。研究发现，Cyp7a1和Cyp7b1的mRNA和蛋白表达在临近黑夜时渐渐升高；二者在黑夜阶段的表达比白昼阶段高。而Cyp27a1 mRNA振动幅度微弱，没有显现出时辰节律性。此外，胆汁酸的合成也被发现具有较为明显的时辰节律性，且节律特征与Cyp7a1和Cyp7b1十分相似。转录因子Klf15（Kruppel-like factor 15）是Kruppel样类因子家族中的一员。敲除*Klf15*基因后，小鼠肝脏中Cyp7a1和Cyp7b1的mRNA及蛋白表达显著降低、节律消失；胆汁酸合成也明显减少、节律性消失，说明Cyp7a1和Cyp7b1是造成胆汁酸合成节律性的原因，且Cyp7a1和Cyp7b1受转录因子Klf15的正向调控。进一步研究发现，Klf15通过抑制负调控因子Fgf15的作用，激活Cyp7a1的表达，进而促进胆汁酸的合成。

此外，Rev-erbα和Lrh-1等核受体也参与了Cyp7a1的转录调控，进而影响胆汁酸的合成。胆汁酸能促进营养物质的消化和吸收，对外源物在体内的处置亦有影响。

其他CYP节律

小鼠Cyp3a25的mRNA表达具有时辰节律性，且雌性小鼠的表达更高、节律更强。小鼠Cyp2c38的mRNA具有白天低、夜晚高的时辰节律；而敲除*Shp*后，Cyp2c38表达白天升高，节律模式与原先相反（图4-7）。小鼠Cyp4a10和Cyp4a14的mRNA呈现夜晚表达更高的时辰依赖性，且*Shp*基因的敲除导致二者mRNA水平显著降低、节律消失（图4-7）。除了小鼠Cyp，一些人CYP也呈现节律性，如CYP1A2、CYP2B6、CYP2C8、CYP2D6、CYP2E1和CYP3A4。然而人CYP节律性是基于体外细胞实验得出的，其是否真正具有节律性还有待进一步研究。

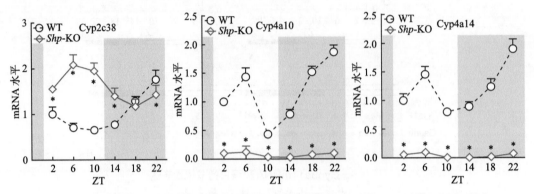

图4-7　野生型/*Shp*基因敲除小鼠体内Cyp2c38、Cyp4a10和Cyp4a14的mRNA表达
* 代表各时间点两组间具有显著性差异

第二节　CES 的时辰节律

Ⅰ相代谢酶CES在药物（尤其是前药）的代谢动力学过程中发挥着重要作用。Ces1b4、Ces1d1、Ces1e1、Ces2a6、Ces5b1和Ces6的mRNA表达具有昼夜波动，最高表达与最低表达相差约1.5倍，提示CES具有时辰节律的潜在性。

PAR bZip因子（DBP、TEF及HLF）对小鼠肾脏中Ces3的表达具有调控作用。PAR bZip因子作为核心时钟因子CLOCK/BMAL1的直接靶基因，在一天内的表达具有强烈的波动。PAR bZip可以结合于启动子区域含有PARRE（PAR bZip反应元件）的下游基因，调控它们的表达。Ces3在野生型小鼠肾脏中呈节律性表达，而在*PAR bZip*基因敲除后，小鼠肾中Ces3的mRNA节律表达消失。进一步研究发现，Ces3启动子区域含有PARRE。PAR bZip可结合于Ces3的PARRE，从而调控Ces3的节律表达。

E4bp4作为与PAR bZip蛋白竞争性结合D-box的时钟因子，对小鼠肝脏Ces2具有调控作用。研究人员使用*E4bp4*敲除鼠及野生型小鼠对肝脏各Ces的表达进行了检测，结果显示E4bp4缺失导致了小鼠Ces2家族酶的表达量降低（图4-8A），即E4bp4对Ces2的表达具有正向调控作用。然而Ces2启动子区域并未发现含有E4bp4的结合元件D-box，说明E4bp4可能通过间接途径对Ces2的表达进行调控。进一步研究发现，时钟因子Rev-erbα抑制Ces2的转录，后者为前者的直接靶基因。E4bp4可与Rev-erbα发生蛋白-蛋白相互作用，拮抗Rev-erbα对Ces2的转录抑制作用，从而发挥对Ces2转录的正向调控作用（图4-8B）。此外，伊立替康（CPT-11）作为CES的底物在*E4bp4*敲除鼠中的代谢率降低（图4-9，表4-1），代谢物SN-38生成减少，说明E4bp4对CES底物的代谢具有一定的调控作用。

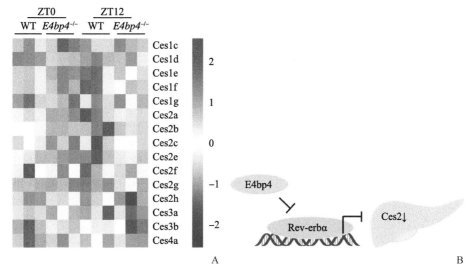

图4-8 野生型小鼠与*E4bp4*敲除鼠中Ces的表达（A）和E4bp4正调控Ces2的机制（B）

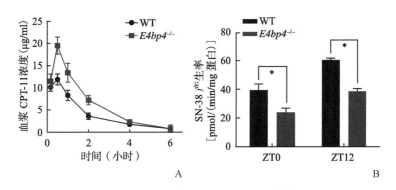

图4-9 *E4bp4*敲除鼠中CPT-11代谢减少

A.体内药代动力学评价；B.体外微粒体代谢实验结果

表4-1 伊利替康（CPT-11）给药后小鼠的药代动力学参数

参数	CPT-11		SN-38	
	野生型小鼠	*E4bp4*敲除鼠	野生型小鼠	*E4bp4*敲除鼠
半衰期（分钟）	80.76±10.53	76.43±5.85	—	—
药峰时间（分钟）	30	30	10	10
药峰浓度（μg/ml）	11.91±0.21	19.56±0.51[*]	0.87±0.04	0.81±0.05
药时曲线下面积[（μg·min）/ml]	1364±61.41	2259±35.33[*]	83.88±5.95	59.80±8.14[*]

*$P < 0.05$（敲除鼠与野生型小鼠对比）。

第三节 UGT的时辰节律

Ⅱ相代谢酶UGT催化尿苷二磷酸葡萄糖醛酸（UDPGA）分子中的葡萄糖醛酸基团

转移到底物化合物分子上的结合反应，产生葡萄糖醛酸苷代谢物，使底物失活、极性增加而易于排出体外。其中，UGT1A 和 UGT2B 对药物的葡萄糖醛酸化贡献最大。多种转录因子/核受体（包括 CAR、PXR、FXR、LXR、PPAR、GR、AhR 及 Nrf2）参与 UGT 亚型的表达调控，这些转录因子/核受体大多与生物钟相联系。

UGT1A1时辰节律

UGT1A1在肝、肠、肾中均有较高的表达，体现其重要的代谢作用。小鼠肝脏中多种UGT代谢酶具有节律表达。其中，Ugt1a1 mRNA表达呈现白天较高、夜晚较低的时辰节律。人结肠癌细胞Caco-2中，UGT1A1的表达也具有节律性。UGT1A1是伊立替康（抗结肠癌药）活性代谢物SN-38的主要解毒酶。UGT1A1的节律可能会导致SN-38体内暴露的时间依赖性，或可用于优化伊立替康的给药方案。

UGT1A2/1A5/2A3时辰节律

小鼠肝中Ugt1a2、Ugt1a5和Ugt2a3的mRNA表达具有节律性。Ugt1a2的表达在临近夜晚时开始升高，Ugt1a5在夜昼交替时表达最高，而Ugt2a3在昼夜交替时表达最高，振动幅度（表达最高和最低相比）均达到1.8倍。

UGT2B时辰节律

UGT2B因参与内源性胆酸和类固醇激素（如猪去氧胆酸和孕烷）的代谢而受到广泛重视。小鼠体内Ugt2b亚家族包含了Ugt2b1、Ugt2b5、Ugt2b34、Ugt2b35、Ugt2b36、Ugt2b37和Ugt2b38七位成员。研究发现，小鼠肝中除Ugt2b34外，其他Ugt2b亚酶的mRNA表达的最高峰出现在白昼，夜晚时段逐渐降至最低，呈现出白昼时点（ZT2/6/10）mRNA水平更高，夜晚时点（ZT14/18/22）mRNA水平更低的节律性特征（图4-10A）。此外，小鼠Ugt2b总蛋白的表达亦具有明显的节律性：夜晚升高，白昼降低。蛋白节律表达相比mRNA相移了约12小时（图4-10B）。

吗啡在小鼠体内主要经由Ugt2b（以Ugt2b36为主）催化的葡萄糖醛酸结合反应代谢清除。因此，吗啡可作为Ugt2b相对特异性底物，用于考察Ugt2b代谢活性的节律性。根据Ugt2b蛋白的节律表达特征，9时（ZT2）和21时（ZT14）被选为代表性时间点进行体外代谢（肝微粒体孵育）和体内代谢（药代动力学）节律性的考察。小鼠体外肝微粒体孵育实验显示，吗啡-3-葡萄糖苷（M3G）和吗啡-6-葡萄糖苷（M6G）在ZT2时的生成速率较ZT14时的高（图4-11 A）。药代动力学结果显示，M3G和M6G在ZT2的药时曲线下面积（AUC）要明显高于ZT14（图4-11 B），揭示了吗啡在小鼠体内的葡萄糖醛酸化代谢具有时辰节律性。

进一步研究发现，生物钟核心时钟因子Rev-erbα在介导Ugt2b的节律调控中起到重要的作用。在小鼠肝细胞中，高表达/敲低Rev-erbα造成Ugt2b mRNA和蛋白水平显著下降/上升。在*Rev-erbα*基因敲除小鼠中，Ugt2b的mRNA和蛋白水平上升，且表达节

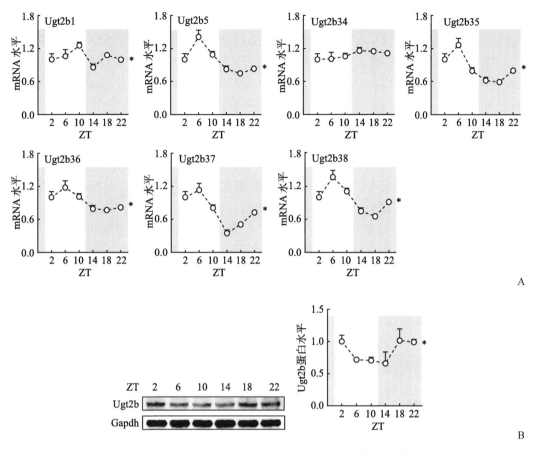

图4-10　Ugt2b的mRNA（A）和蛋白（B）的节律性表达

*P＜0.05，单因素方差分析

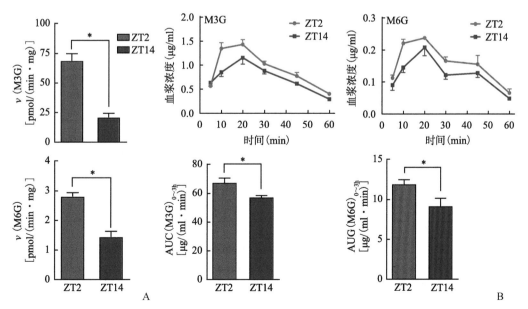

图4-11　吗啡体外（A）和体内（B）葡萄糖醛酸化代谢的节律性

*代表各时间点两组间具有显著性差异

律消失。双荧光素报告基因、EMSA和ChIP等实验表明，Rev-erbα通过结合于启动子中的Rev-erbα反应元件（RevRE）转录抑制Ugt2b的表达，进而介导Ugt2b的节律调控。

Shp基因敲除后，小鼠对吗啡戒断症的敏感性增强。Ugt2b36是吗啡的主要代谢清除酶，吗啡戒断症与Ugt2b36的表达及活性紧密相关。Shp能够正向调控Ugt2b36的表达并影响其活性，这解释了为什么Shp敲除鼠代谢清除吗啡的能力下降，对吗啡戒断症的敏感性增加（图4-12）。SHP在肝脏中表达丰富，并受时钟基因BMAL1和CLOCK/NPAS2的调控，其表达具有节律性，是肝脏生物钟机制的重要组成部分。SHP作为一种缺乏DNA结合域的非典型核受体，常通过与其他核受体（如CAR、PXR、ER、LRH-1和HNF4α）相互作用，下调基因的转录与表达。与常规的作用模式一致，Shp通过抑制负调控因子Dec2和Rev-erbα的表达，实现对Ugt2b36的正向调控。其中，Dec2通过竞争Hnf1α与Ugt2b36启动子的结合位点抑制Ugt2b36表达（图4-12）。Shp、Rev-erbα、Dec2和Hnf1α等转录因子共同参与调控Ugt2b36，是Ugt2b36节律性表达形成的重要机制。

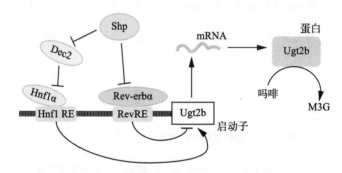

图4-12　Shp和Rev-erbα 等转录因子介导Ugt2b节律表达的调控

第四节　SULT的时辰节律

Ⅱ相代谢酶SULT催化辅酶PAPS（3′-磷酸腺苷-5′-磷酰硫酸）中的磺酸基与底物（包括醇、酚、芳香胺类和固醇类物质）结合的反应，产生亲水性强的磺酸苷代谢物。SULT在内外源物质的代谢和解毒中扮演重要角色。外源物磺酸结合反应的主要贡献者通常来自SULT1A家族。

研究人员最早发现，小鼠Sult1d1和Sult5a1的mRNA表达具有时辰节律性，两个基因mRNA表达都是在昼夜交替时最高，节律波动（最高与最低点比较）达到1.5倍及以上。随后，研究发现小鼠Sult1a1的mRNA和蛋白具有夜晚表达更高的时辰节律性特征（图4-13A/B）。Sult1a1作为Sult家族最重要的成员，参与许多药物/化合物（如对乙酰氨基酚、高良姜精和对硝基苯酚）的代谢和解毒。基于Sult1a1特异性底物（对硝基苯酚和高良姜精）体外S9孵育实验，Sult1a1在夜晚（ZT14）代谢能力更高、活性更强（图4-13C）。Sult1a1 mRNA和蛋白水平在Bmal1基因敲除小鼠中显著下降，Sult1a1的节律消失，揭示了Bmal1对Sult1a1的正向调控效应，以及Bmal1在Sult1a1节律形成中的

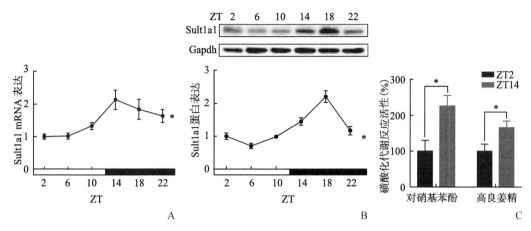

图4-13 小鼠肝中Sult1a1的mRNA、蛋白和活性节律

*$P<0.05$，单因素方差分析或t检验

重要作用。基于多种细胞模型（如Bmal1高表达/敲低模型、血清诱导节律模型）和分子生物学手段（如双荧光素报告基因、EMSA和ChIp），发现Bmal1通过作用于Sult1a1启动子-571～-554 bp区域（E-box位点），激活Sult1a1的转录，从而调节Sult1a1的基因表达和时辰节律。

除了Sult1a1、Sult1d1和Sult5a1外，小鼠Sult家族中其他成员，如受到时钟基因ROR调控的Sult1e1（雌激素相关代谢酶）和Sult2a1，也具有节律性表达的潜在性，具体的节律特征和作用机制需要进一步探索。基于人与小鼠SULT/Sult基因较高的同源性，人SULT的时辰节律性有待确认和深入挖掘。磺酸化代谢/解毒的时辰依赖性对指导临床用药具有重要的参考意义。

参 考 文 献

Ballesta A，Dulong S，Abbara C，et al，2011. A combined experimental and mathematical approach for molecular-based optimization of irinotecan circadian delivery. PLoS Comput Biol，7（9）：e1002143.

Chen M，Guo L，Dong D，et al，2019. The nuclear receptor Shp regulates morphine withdrawal syndrome via modulation of Ugt2b expression in mice. Biochem Pharmacol，161：163-172.

Deng J，Guo L，Wu B，2018. Circadian regulation of hepatic cytochrome P450 2a5 by peroxisome proliferator-activated receptor γ. Drug Metab Dispos，46（11）：1538-1545.

Gachon F，Olela FF，Schaad O，et al，2006. The circadian PAR-domain basic leucine zipper transcription factors DBP，TEF，and HLF modulate basal and inducible xenobiotic detoxification. Cell Metab，4（1）：25-36.

Guo L，Yu F，Zhang T，et al，2018. The clock protein Bmal1 regulates circadian expression and activity of sulfotransferase 1a1 in mice. Drug Metab Dispos，46（10）：1403-1410.

Han S，Zhang R，Jain R，et al，2015. Circadian control of bile acid synthesis by a KLF15-Fgf15 axis. Nat Commun，6：7231.

Lin Y，Zhou Z，Yang Z，et al，2019. Circadian Cyp3a11 metabolism contributes to chronotoxicity of hypaconitine in mice. Chem Biol Interact，308：288-293.

Lu YF，Jin T，Xu Y，et al，2013. Sex differences in the circadian variation of cytochrome p450 genes and corresponding nuclear receptors in mouse liver. Chronobiol Int, 30（9）: 1135-1143.

Matsunaga N, Ikeda M, Takiguchi T, et al, 2008. The molecular mechanism regulating 24-hour rhythm of CYP2E1 expression in the mouse liver. Hepatology, 48（1）: 240-251.

Oh JH, Lee JH, Han DH, et al, 2017. Circadian clock is involved in regulation of hepatobiliary transport mediated by multidrug resistance-associated protein 2. J Pharm Sci, 106（9）: 2491-2498.

Perera V, Gross AS, McLachlan AJ, 2013. Diurnal variation in CYP1A2 enzyme activity in South Asians and Europeans. J Pharm Pharmacol, 65（2）: 264-270.

Zhang T, Guo L, Yu F, et al, 2019. The nuclear receptor Rev-erbα participates in circadian regulation of Ugt2b enzymes in mice. Biochem Pharmacol, 161: 89-97.

Zhang T, Yu F, Guo L, et al, 2018. Small heterodimer partner regulates circadian cytochromes p450 and drug-induced hepatotoxicity. Theranostics, 8（19）: 5246-5258.

Zhang YK, Yeager RL, Klaassen CD, 2009. Circadian expression profiles of drug-processing genes and transcription factors in mouse liver. Drug Metab Dispos, 37（1）: 106-115.

Zhao M, Zhang T, Yu F, et al, 2018. E4bp4 regulates carboxylesterase 2 enzymes through repression of the nuclear receptor Rev-erbα in mice. Biochem Pharmacol, 152: 293-301.

Zhou Z, Lin Y, Gao L, et al, 2019. Cyp3a11 metabolism-based chronotoxicity of brucine in mice. Toxicol Lett, 188-195.

第五章

药物转运体

药物分子能否进入细胞与其脂溶性等性质有关。一般认为，脂溶性适中的药物才能穿透细胞膜，进行被动扩散转运（脂溶性过大将使药物分子陷入细胞膜内；而水溶性过大的药物分子根本无法进入细胞膜）。被动扩散的驱动力是药物浓度梯度，无须蛋白参与，也没有能量消耗：药物分子自发从高浓度向低浓度转运。然而，许多药物或毒物，因其带有电荷（极性高）或其他特性，无法进行被动扩散，却具有较好的转运和吸收。如今人们认识到这些物质的转运是在一类蛋白的协助下完成的，这类蛋白被称作转运体。按照生物药剂学分类系统，除了高溶解度、高通透性的药物在体内转运不需要转运体参与外，其余药物都可能需要转运体的参与。

转运体是位于细胞膜上重要的功能性膜蛋白。1976年，人们从肿瘤细胞膜上发现首个转运体——P-糖蛋白。随着遗传学及分子生物学的飞速发展，越来越多的转运体从各组织器官中被发现。事实上，几乎所有的组织器官都表达转运体。转运体种类繁多，可大致分为两大类：摄取转运体（uptake or influx transporter）和外排转运体（efflux transporter）。摄取转运体协助药物、毒物及营养物质进入细胞，而外排转运体将这些物质泵出细胞。摄取和外排转运都可逆浓度梯度进行，需要消耗能量（ATP）。

转运体具有重要的生理功能，通过调节胞内外物质（包括氨基酸、糖、类固醇、脂质和激素等）交换，对机体内环境稳态发挥重要作用。在众多转运体中，介导药物及代谢物体内过程的转运体被称为药物转运体。药物转运体直接参与药物的吸收、分布及排泄过程，因此在药代动力学过程中发挥着重要作用。同时，药物转运体可介导药物相互作用，在临床用药方面受到广泛关注。

第一节 摄取转运体

摄取转运体是一类被称为溶质载体（solute carrier，SLC）的转运体，具有较广的底物选择性（底物包括小分子多肽和胆红素相关的代谢物）。SLC转运体是一个大家族，包括有机阴离子转运多肽（organic anion-transporting polypeptide，OATP）、有机阴离子转运体（organic anion transporter，OAT）、有机阳离子转运体（organic cation transporter，OCT）、新型有机阳离子转运体（novel organic cation transporter，OCTN）、钠/牛磺胆酸共转运多肽（Na^+/taurocholate cotransporting polypeptide，NTCP）和顶膜钠依赖性胆汁酸转运体（apical sodium-dependent bile acid transporter，ASBT）等。

OATP家族

OATP蛋白由*SLCO*基因编码而得。人类OATP家族包含11个成员（表5-1），其蛋白结构包含12个跨膜区（图5-1）。OATP广泛分布于肝、肾及胃肠道等组织器官，还分布于血脑屏障。其底物广泛，包括胆盐、类固醇、甲状腺激素等内源性底物及抗生素、抗癌药、强心苷类和3-羟基-3-甲戊二酸单酰辅酶A还原酶（HMG-CoA还原酶）抑制剂。

表5-1　OATP家族成员的特征

转运体	编码基因	氨基酸数（个）	体内表达、分布
OATP1A2	*SLCO1A2*	670	肠、脑、肾脏、胎盘、血脑屏障
OATP1B1	*SLCO1B1*	691	肝脏、小肠
OATP1B3	*SLCO1B3*	702	肝脏、小肠
OATP1C1	*SLCO1C1*	712	脑、睾丸
OATP2A1	*SLCO2A1*	643	全身
OATP2B1	*SLCO2B1*	709	全身
OATP3A1	*SLCO3A1*	710	全身
OATP4A1	*SLCO4A1*	722	全身
OATP4C1	*SLCO4C1*	724	肾脏、肝脏
OATP5A1	*SLCO5A1*	848	
OATP6A1	*SLCO6A1*	719	睾丸

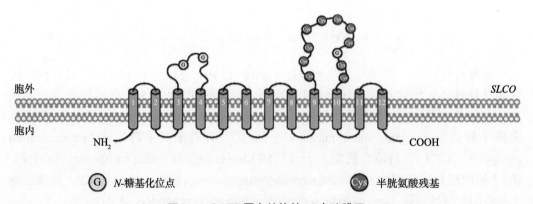

G　*N*-糖基化位点　　　　　Cys　半胱氨酸残基

图5-1　OATP蛋白结构的12个跨膜区

分布及表达

OATP1A2广泛分布于人体组织，包括肝脏、小肠、肾脏、胎盘和血脑屏障等，在肠摄取药物（如非索非那定）中扮演重要作用。OATP1B1和OATP1B3高表达于肝脏及小肠，参与肝细胞对胆红素和药物（如瑞舒伐他汀）的摄取。OATP2B1的组织分布范围极广，在肝脏中分布于肝细胞基底侧膜，参与肝脏从血液中摄取药物；在小肠中分布于小肠刷状缘膜，参与小肠的药物主动转运；在大脑则表达于血脑屏障，摄取中枢神经药物。OATP4C1表达于肾脏和肝脏。其他成员如OATP2A1和OATP3A1在人体内分布广泛，包括肝脏、肾脏、小肠、大脑、胎盘、睾丸、眼等组织器官（表5-1）。

底物和抑制剂

OATP1A2的底物包括非索非那定、甲氨蝶呤和欧柏宁等，抑制剂包括西柚汁等。OATP1B1的底物包括瑞舒伐他汀、阿托伐他汀和辛伐他汀等，抑制剂包括利福平、环孢素和吉非贝齐等。OATP1B3的底物包括匹伐他汀、瑞格列奈和奥美沙坦等，抑制剂包括利福平、甘草酸和普伐他汀等。OATP2B1的底物包括胺碘酮、氟伐他汀和艾曲波帕等，抑制剂包括芹菜素、西咪替丁和格列本脲等（表5-2）。

表5-2　OATP家族的底物和抑制剂

转运体	底物	抑制剂
OATP1A2	非索非那定、甲氨蝶呤、沙奎那韦、瑞舒伐他汀、罗库溴铵、普伐他汀、匹伐他汀、微囊藻毒素、左氧氟沙星、加替沙星、啡肽、环丙沙星、胆红素、阿托伐他汀、欧柏宁等	西柚汁、芹黄素、苹果汁、槲皮素、依维莫司、西罗莫司等
OATP1B1	瑞舒伐他汀、阿托伐他汀、辛伐他汀、缬沙坦、硫酸曲格列酮、托拉塞米、三环类抗抑郁药、西罗莫司、利福平、普伐他汀、紫杉醇、奥美沙坦、甲氨蝶呤、夫拉平度、红霉素、依那普利、脑啡肽、头孢唑啉等	利福平、环孢素、吉非贝齐、芹黄素、克拉霉素、地高辛、红霉素、依维莫司、格列本脲、甘草酸、酮康唑、罗红霉素、利托那韦、华法林等
OATP1B3	匹伐他汀、瑞格列奈、奥美沙坦、阿托伐他汀、波生坦、顺铂、啡肽、硫酸脱氢表雄酮、地高辛、脑啡肽、依那普利、氟伐他汀、甲氨蝶呤、胆红素、紫杉醇、利福平、替米沙坦、缬沙坦等	利福平、甘草酸、普伐他汀、克拉霉素、红霉素、依维莫司、酮康唑、柚皮素、那格列奈、罗红霉素、西罗莫司等
OATP2B1	胺碘酮、氟伐他汀、艾曲波帕、阿托伐他汀、苄星青霉素、硫酸脱氢表雄酮、瑞舒伐他汀等	芹菜素、西咪替丁、格列本脲、银杏、苯基酸酯、葡萄汁、西柚汁、绿茶、吲哚美辛、桑葚、柚皮素、那格列奈、橘子汁、对氨基马尿酸、邻苯二甲酸酯、槲皮素、利福平、水杨酸、大豆、丙戊酸钠等

转录调控

肝细胞核因子家族*Hnf1α*敲除会使啮齿类动物的Oatp1a1、Oatp1a5、Oatp1b2和

Oatp2b1在肝脏的表达下调，从而导致肝功能障碍，使胆汁酸和胆固醇在体内的平衡被打破。人源*SLCO1B1*和*SLCO1B3*的启动子含有HNF1α反应元件，当HNF1α被抑制/激活时，会引起肝脏OATP1B1和OATP1B3表达的减少/增多。同时，HNF3α可与*SLCO1B3*启动子上负反应元件作用抑制OATP1B3的表达。

OATP1B3受核受体FXR反式调控；而用羟固醇活化转录因子LXRα后，OATP1B1表达会上调；此外，*SLCO4A1*的表达由PXR直接调控。OATP1B3和OATP1A2还分别受缺氧诱导因子（HIF）与维生素D受体（VDR）的调控。OATP的活性还与其蛋白的磷酸化和糖基化密切相关。

OAT家族

OAT是由*SLC22A*基因编码的一类有机阴离子跨膜转运体，由540～560个氨基酸组成，其蛋白包含12个跨膜结构域（图5-2）。OAT在体内多种组织器官中均有表达，介导众多药物（如抗生素、利尿药和非甾体抗炎药）及体内代谢产物（如尿酸）的跨膜转运，进而影响药物排泄和机体解毒功能。人类OAT家族9个成员及其编码基因分别为OAT1（*SLC22A6*）、OAT2（*SLC22A7*）、OAT3（*SLC22A8*）、OAT4（*SLC22A11*）、OAT5（*SLC22A10*）、OAT6（*SLC22A20*）、OAT7（*SLC22A9*）、OAT10（*SLC22A13*）和URAT1（*SLC22A12*）。其中，OAT2和OAT7是影响药物肝脏分布的重要转运体。OAT1、OAT2和OAT3在肾脏的药物/毒物清除中起重要作用，并协同OAT4、OAT10和URAT1参与尿酸的转运。此外，OAT3也是影响药物跨越血脑屏障的重要因素。

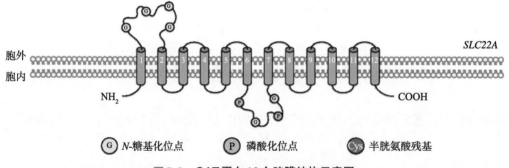

图5-2　OAT蛋白12个跨膜结构示意图

OAT1和OAT3作为Na^+非依赖性交换转运体，利用α-酮戊二酸浓度差将有机阴离子药物（如氨基马尿酸）从血液侧转运至上皮细胞内（图5-3）。OAT2介导细胞中谷氨酸的外排，从而促进有机阴离子药物（如甲氨蝶呤）的细胞内摄取（图5-3）。OAT4调节细胞中戊二酸的外排，促使内源性化合物（如尿酸盐）、毒物（如黄曲霉毒素）和药物（如托拉塞米）的摄取（图5-3）。OAT7是短链脂肪酸（如丁酸盐）进入肝细胞的重要通道，并对肝脏类固醇激素（如雌激素-3-硫酸盐）运输至血液中至关重要（图5-3）。此外，OAT7具有高特异底物选择性，不参与氨基马尿酸和谷氨酸的转运。OAT10作为阴离子/阴离子交换器，介导尿酸盐、烟酸盐、琥珀酸盐和乳酸盐等的胞内外运输（图5-3）。URAT1是尿酸盐/阴离子转运体，通过乳酸盐和Cl⁻的外排刺激，介导Na⁺依赖性尿酸盐摄取（图5-3）。OAT5和OAT6的作用机制及功能特性仍有待研究。

分布及表达

OAT2和OAT7主要在肝脏中表达。OAT1、OAT2、OAT3、OAT4、OAT10和URAT1在肾脏中显著表达。此外，肠、脑、胎盘和前列腺等组织器官也分布有少量的OAT（图5-3）。

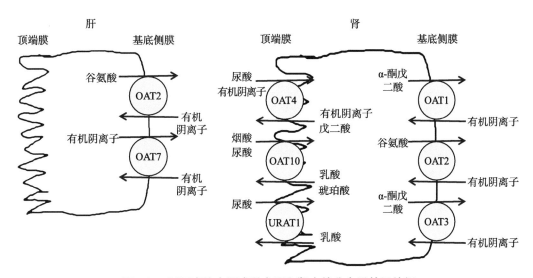

图5-3　OAT家族主要成员在肝和肾中的分布及转运特征

底物和抑制剂

OAT1的底物包括内源性化合物（如酮戊二酸和前列腺素）、药物（如四环素、阿昔洛韦和齐多夫定）与毒物（如全氟辛酸）；抑制剂有丁磺酸、地西泮等。OAT2的底物包括内源性化合物（如谷氨酸和尿酸盐）、药物（如甲氨蝶呤、水杨酸和布美他尼）与毒物（如黄曲霉毒素）；抑制剂有氨基蝶呤、龙胆酸等。OAT3的底物包括内源性化合物（如尿酸盐和前列腺素）、药物（如西咪替丁、齐多夫定和四环素）与毒物（如赭曲毒素A）；抑制剂有氨基蝶呤、马尿酸等。OAT4的底物包括内源性化合物（如硫酸雌二醇-3和尿酸盐）、药物（如托拉塞米）与毒物（如黄曲霉毒素）；抑制剂有马兜铃酸、雷西那德等。OAT7的特异性底物包括内源性化合物硫酸雌二醇-3、硫酸脱氢表雄酮和丁酸酯；抑制剂有小檗碱。OAT10的底物包括内源性化合物（如烟酸盐和谷胱甘肽）与药物（如环孢素）。URAT1的底物包括内源性化合物（如乳酸盐和尿酸盐）与药物（如吡嗪甲酸）；抑制剂有氯沙坦、丙磺舒等（表5-3）。

表5-3 OAT家族底物和抑制剂

转运体	底物	抑制剂
OAT1	环核苷酸、二羧酸配体、前列腺素、尿酸盐、叶酸及单胺递质代谢物、抗生素、抗病毒药、非甾体抗炎药、利尿药、血管紧张素转化酶抑制剂、血管紧张素Ⅱ受体拮抗剂、抗肿瘤药、抗癫痫药、霉菌毒素、硫酸钇合物等	丁磺酸、丙磺酸、地西泮、氨基蝶呤、阿米替利、香草酸、罗美昔布、酮康唑等
OAT2	尿酸、红霉素、西咪替丁、雷尼替丁、齐多夫定、甲氨蝶呤、紫杉酚、布美他尼、别嘌醇、水杨酸、对氨基马尿酸、茶碱、乳清酸等	氨基蝶呤、龙胆酸
OAT3	香草酸、吡啶、丁香酸、咖啡酸、乌苯美司、头孢氨苄、奥美沙坦、吲哚美辛、水杨酸、布洛芬、呋塞米、甲氨蝶呤、雷尼替丁、西咪替丁、齐多夫定、四环素等	丙磺舒、氨基蝶呤、龙胆酸、马尿酸、没食子酸、高香草酸等
OAT4	四环素、齐多夫定、甲氨蝶呤、布美他尼、水杨酸、对氨基马尿酸等	马兜铃酸、雷西那德、芥子酸
OAT7	硫酸雌二醇-3、硫酸脱氢表雄酮、丁酸酯等	小檗碱
OAT10	烟酸盐、谷胱甘肽、环孢素、乳酸盐、尿酸盐、琥珀酸盐等	
URAT1	烟酸盐、乳酸盐、尿酸盐、吡嗪甲酸等	氯沙坦、丙磺舒等

转录调控

肝细胞核因子HNF1α和HNF4α参与调控OAT家族多位成员（OAT1、OAT2、OAT3、OAT5、OAT7及URAT1）在人与鼠体内的表达。其中，HNF1α与人肝源细胞OAT5和OAT7的表达呈正相关；*Hnf1α*敲除后小鼠肾脏的Oat1表达减少；HNF1α作用于URAT1启动子，激活后者的表达并促进启动子的甲基化。HNF4α可调控OAT1在人肾中的表达；*Hnf4α*敲除后小鼠肝内Oat2的mRNA减少。此外，核受体Lrh-1正向转录调控Oat2，并改变其底物的药代动力学属性。促肾上腺皮质激素和性激素等对OAT的表达也有调节作用。

OCT家族

有机阳离子转运体（OCT）是一类专门转运内外源阳离子底物的蛋白，在机体内分布广泛。人类OCT家族共包含4个成员：OCT1、OCT2、OCT3和OCT6，分别由SLC22A家族的*SLC22A1*、*SLC22A2*、*SLC22A3*和*SLC22A16*基因编码。OAT家族成员具有结构、底物选择性和转运机制相似的特征。在结构上，继承了SLC22A家族蛋白的基本构型：12个跨膜结构域（TM1 ~ TM12，图5-4）；在TM1和TM2之间及TM6和TM7之间各有一个较大的亲水环（图5-4）；具有向外开放和向内开放的结合口袋（图5-4）。OAT1和OAT2的氨基酸序列具有70%的相似性。OCT介导小分子有机阳离子底物的电迁移。OCT的底物具有广谱性，包括单价小分子阳离子（如四乙胺）、内源性化合物（如多巴胺）和药物（如二甲双胍）等。在机制上，除OCT6摄取肉毒碱时需依赖Na^+外，OCT都以膜电位差作为驱动力转运底物，是不依赖于Na^+的质子/有机阳离子交换器。

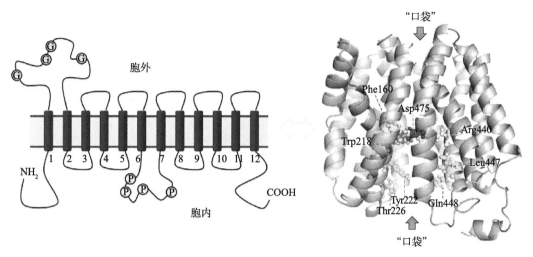

图 5-4 OCT 蛋白结构

分布及表达

OCT1 在肝脏中高表达并主要分布于肝细胞基底侧膜（图 5-5），将有机阳离子底物（如二甲双胍等以肝脏为靶点的药物）摄取入肝脏。此外，OCT1 在肾、小肠、心、肺和脑等组织器官也有少量分布（图 5-5），具有介导阳离子在肾小管重吸收、调节肺支气管药物吸收，以及促进内外源物质通过血脑屏障的功能。

OCT2 主要分布于肾脏，且主要在肾脏近曲小管基底侧膜表达（图 5-5）。OCT2 从肾近曲小管摄取有机阳离子药物（如抗过敏药物西咪替丁、抗肿瘤药物奥沙利铂或抗病毒药物拉米夫定），是该类药物在肾脏排泄的第一步。同时，OCT2 介导胆碱或其他有机阳离子底物（如多巴胺）在肾脏的重吸收。此外，OCT2 在小肠、脑、肺和胎盘等组织器官也有少量分布，可促进有机阳离子药物（如抗帕金森病药物金刚烷胺）通过血脑屏

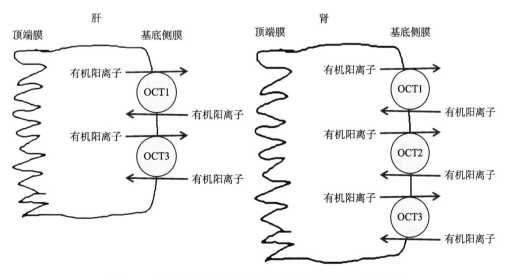

图 5-5 OCT 家族主要成员在肝和肾中的分布及转运特征

障转运至神经元。

OCT3在众多组织器官中都有分布，包括肝、肾、小肠、心、脑、肺和胎盘等。肝脏中，OCT3主要存在于肝细胞基底侧膜，在OCT1功能被抑制后扮演重要的代偿角色（图5-5）。同时，OCT3也能转运部分无法被OCT1转运的药物。在中枢神经系统中，OCT3调节单胺类神经递质和阳离子药物的间质浓度，从而改变神经元的活动和行为。在胎盘和肺中，OCT3参与调节乙酰胆碱的释放。

OCT6主要在睾丸中表达，在骨髓、肾上腺和胚胎等组织也有少量的分布。OCT6是一种具有高亲和力的左旋肉毒碱转运体，参与调节附睾管中左旋肉碱和亚精胺的浓度。此外，OCT6也能转运四乙胺、多柔比星、博来霉素等多种有机阳离子。

底物和抑制剂

OCT1的底物包括内源性化合物（如前列腺素E_2和血清素）、药物（如阿昔洛韦、二甲双胍和雷尼替丁）与毒物（如黄曲霉毒素）；抑制剂有金刚烷胺、西咪替丁等。OCT2的底物包括内源性化合物（如肌酐和去甲肾上腺素）、药物（如二甲双胍、顺铂和奥沙利铂）与毒物（如百草枯）；抑制剂有甲氧苄啶、维拉帕米等。OCT3的底物包括内源性化合物（如多巴胺和前列腺素E_2）和药物（如奎尼丁、利多卡因和奥沙利铂）；抑制剂有普鲁卡因胺、奥美拉唑等。OCT6的底物包括左旋肉毒碱、亚精胺、多柔比星和博来霉素（表5-4）等。

表5-4　OCT家族的底物和抑制剂

转运体	底物	抑制剂
OCT1	N-甲基奎宁、胍丁胺、前列腺素E_2、血清素、阿昔洛韦、更昔洛韦、二甲双胍、雷尼替丁、黄曲霉毒素等	金刚烷胺、西咪替丁、咪达唑仑、苯乙双胍、奎宁等
OCT2	雷尼替丁、阿米洛利、胍丁胺、胆碱、肌酐、多巴胺、前列腺素、去甲肾上腺素、顺铂、奥沙利铂、普萘洛尔、美金刚、奎宁、二甲双胍、氨基胍、金刚烷胺、5-羟色胺、前列腺素E_2等	西咪替丁、可卡因、奥美拉唑、甲氧苄啶、维拉帕米等
OCT3	多巴胺、前列腺素、组胺、二甲双胍、去甲肾上腺素、奎尼丁、利多卡因、奥沙利铂等	普鲁卡因胺、奥美拉唑、苯乙双胍、地昔帕明、可卡因、金刚烷胺等
OCT6	左旋肉毒碱、四乙胺、亚精胺、多柔比星、博来霉素等	

转录调控

OCT1基因上含有HNF4α的两个响应元件，与HNF4α结合后可激活OCT1的转录。此转录激活作用可被SHP抑制。

OCTN家族

新型有机阳离子转运体（OCTN）属于SLC22A家族，主要在转运两性离子和左旋肉毒碱（脂肪酸β-氧化关键辅酶）的过程中发挥重要作用。OCTN的蛋白特征在于由9个短环连接的12个跨膜区域和两个大的亲水环构成（图5-6）。人类OCTN包含两位成员：OCTN1和OCTN2，分别由*SLC22A4*和*SLC22A5*基因编码。其中，OCTN1主要介导肾小管中两性离子的重吸收和部分有机阳离子的分泌（图5-7）。此外，OCTN1在麦角硫氨酸小肠摄取和肾小管重吸收过程中起重要作用。OCTN1介导的造血细胞对麦角硫氨酸的摄取被认为是红细胞分化的关键。OCTN2是Na$^+$-左旋肉毒碱共转运体，介导左旋肉毒碱在小肠的摄取和在肾小管的重吸收，也介导左旋肉毒碱和乙酰肉毒碱在血脑屏障的穿透（图5-7）。此外，OCTN2作为多特异性的Na$^+$非依赖性有机阳离子转运体，在细胞膜上可双向转运阳离子（如四乙胺、胆碱和维拉帕米）。

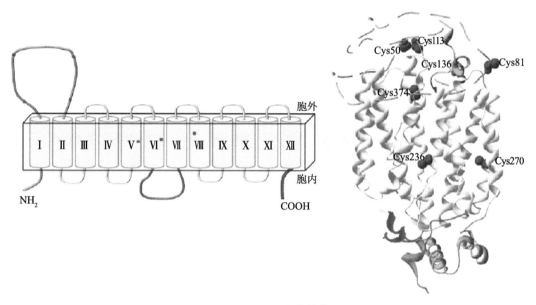

图5-6　OCTN蛋白结构

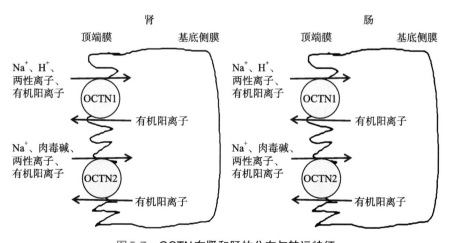

图5-7　OCTN在肾和肠的分布与转运特征

分布及表达

人类OCTN位于细胞膜及线粒体上。OCTN1在肾脏（主要是肾近曲小管刷状缘）和小肠（主要是肠上皮细胞）中高表达，在肝、脑、脾和支气管等组织器官中也有少量分布。OCTN2体内分布更为广泛，除了在肾脏近曲小管刷状缘膜和肠上皮细胞处高表达，在肝脏、心脏、胎盘和前列腺等组织器官中也有少量分布（图5-7）。

底物和抑制剂

OCTN1的底物包括内源性化合物（如乙酰胆碱和麦角硫氨酸）和药物（如奎尼丁、可乐定和维拉帕米）；抑制剂有四乙胺、赖氨酸等。OCTN2的底物包括内源性化合物（如左旋肉毒碱和胆碱）和药物（如螺内酯、可乐定和奥沙利铂）；抑制剂有5-羟色胺、尼古丁等（表5-5）。

表5-5　OCTN家族的底物和抑制剂

转运体	底物	抑制剂
OCTN1	乙酰胆碱、左旋肉毒碱、四乙胺、水苏碱、麦角硫氨酸、噻托溴铵、普鲁卡因胺、奎宁、奎尼丁、可乐定、维拉帕米、头孢噻啶、西咪替丁等	四乙胺、赖氨酸、尼古丁、精氨酸、阿米洛利、四丁基铵等
OCTN2	左旋肉毒碱、胆碱、丙戊酸、米屈肼、西咪替丁、奥沙利铂、奎宁、普鲁卡因胺、可乐定、维拉帕米、醛固酮等	5-羟色胺、尼古丁、皮质酮、头孢磺啶、肌肽、齐多夫定、醛固酮、精氨酸等

转录调控

造血相关转录因子RUNX1抑制OCTN1的启动子活性。炎症因子NF-κB、IL-1β及肿瘤坏死因子（TNF-α）转录激活OCTN1的表达。核受体PPAR-α转录抑制OCTN2。

NTCP和ASBT

钠/牛磺胆酸共转运多肽（NTCP）和顶膜钠依赖性胆汁酸转运体（ASBT）是介导胆汁酸肝肠循环的重要转运体，分别由SLC10A家族的*SLC10A1*和*SLC10A2*基因编码。人体肠道中的胆汁酸约有95%通过ASBT重吸收进入血液，而后又有约80%的胆汁酸经肝门静脉被NTCP摄取进入肝细胞并再次分泌到胆汁中，完成胆汁酸的肝肠循环（图5-8）。

NTCP是由349个氨基酸组成的膜糖蛋白，包含9个跨膜结构域（图5-9）。NTCP特异性分布于肝实质细胞基底侧膜，可顺Na^+浓度梯度将门静脉血液中的一个溶质分子（如牛磺胆酸）和两个或多个Na^+一起转运至肝细胞内。NTCP主要转运磺酸结合的胆汁酸（对游离胆汁酸转运效果较弱）和硫酸盐化合物。此外，NTCP也能介导其他底物的转运，如甲状腺激素和药物（如环孢素）。ASBT由348个氨基酸组成，亦含9个跨膜结

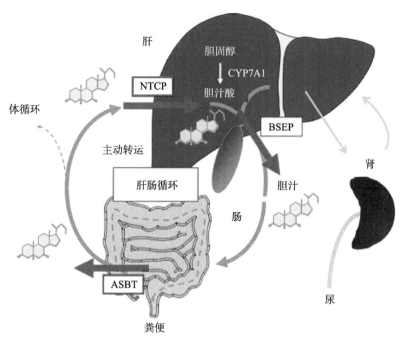

图5-8　胆汁酸肝肠循环示意图

BSEP，胆汁酸外排泵

构域（图5-9）。ASBT高表达于回肠上皮细胞的顶端刷状缘膜。与NTCP类似，ASBT以Na⁺依赖的方式转运具有高亲和力的结合型胆汁酸（Na^+：胆汁酸＝2:1）。此外，ASBT在肾近曲小管顶端膜的表达，对肾小管重吸收胆汁酸具有重要作用。

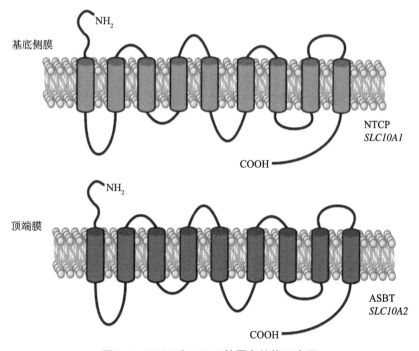

图5-9　NTCP和ASBT的蛋白结构示意图

分布及表达

人类NTCP特异性分布于肝实质细胞基底侧膜。ASBT则主要分布于回肠上皮细胞的顶端刷状缘膜，同时在空肠末端、肾近曲小管、胆囊及胆管等组织的上皮细胞顶端膜也有少量分布。

底物和抑制剂

NTCP除了转运胆汁酸还可转运甲状腺激素、雌酮及能与牛磺胆酸共价结合的药物。目前已确定为其底物的药物包括瑞舒伐他汀、匹伐他汀、阿托伐他汀、氟伐他汀及米卡芬净等。NTCP抑制剂大部分为抗高血脂高血压、抗真菌、抗炎和糖皮质激素药物等。ASBT特异性转运胆汁酸与某些药物（如硝苯地平）。ASBT不仅介导结合型胆汁酸，还介导非结合型胆汁酸的摄取。而硫酸化的胆汁酸降低ASBT的转运能力（如鹅去氧胆酸-3-硫酸盐为ASBT对牛磺胆汁酸转运的弱抑制剂）。NTCP和ASBT抑制剂具有降低血清胆固醇、增加肠蠕动的作用。

转录调控

肝细胞内胆汁酸蓄积可激活法尼醇X受体（FXR）的表达，从而促进SHP对NTCP的抑制作用。AhR与GR也可能调控NTCP转录。ASBT的启动子部位含有HNF1α的3个位点，其表达受HNF1α的转录调控作用。此外，激动PPAR-α可增强ASBT的转录表达。

摄取转运体介导药物相互作用

药物相互作用（drug-drug interaction，DDI）主要有理化相互作用、药代动力学相互作用和药效学相互作用。目前临床上凸显的DDI问题主要表现在药代动力学方面：患者接受药物综合治疗时，联合应用2种或2种以上药物，其中一种药物改变了另一种药物的吸收、分布、代谢或者排泄，从而使血药浓度升高或降低，进而影响药物疗效，严重者可导致不良反应甚至危及病人生命。DDI的一个重要机制是药物转运体（尤其是肝脏、小肠和肾脏的药物转运体）的功能诱导、抑制或缺失。转运体介导的DDI对药物的药代动力学和临床疗效有重要影响。

肝脏摄取转运体与DDI

肝脏表达的摄取转运体主要包括有机阴离子转运多肽OATP1B1、OATP1B3和OATP2B1，有机阴离子转运体OAT1和OAT7，有机阳离子转运体OCT1和OCT3及NTCP。

用于抗高血脂的他汀类药物为OATP的底物，具有横纹肌损伤等不良反应。其中西立伐他汀、阿托伐他汀、辛伐他汀、氟伐他汀和洛伐他汀被肝药酶（CYP3A4、CYP3A5、CYP2C8和CYP2C9）代谢，而普伐他汀和瑞舒伐他汀不被代谢。抗高血脂药吉非贝齐及其代谢物是转运多肽OATP1B1、OATP1B3和OATP2B1的抑制剂。同时，吉非贝齐也会抑制肝药酶CYP2C8。当西立伐他汀与吉非贝齐联用时，前者在肝脏中的摄取和代谢过程受到抑制。引发的DDI导致西立伐他汀在肝脏中药物浓度下降，体循环中药物浓度升高，不仅降低药物疗效，还造成严重的横纹肌溶解症，致使西立伐他汀在全球被终止销售。普伐他汀和瑞舒伐他汀与吉非贝齐的联用，亦会降低药物疗效和提高横纹肌损伤风险。大环内酯类抗生素（如克拉霉素、红霉素和罗红霉素）和胰岛素促泌剂瑞格列奈等也可显著抑制普伐他汀经肝脏OATP的摄取。因此，临床联合用药时，应避免他汀类药物与肝脏转运体抑制剂同时应用，以避免发生DDI。另外，罗格列酮可诱导OATP，增加普伐他汀的摄取。

2型糖尿病一线药物二甲双胍在体内几乎不与血浆蛋白结合，不经肝脏代谢，主要以原型经肾脏排泄。转运体OCT对二甲双胍的体内处置起重要作用。对OCT有影响的药物与二甲双胍联用时易发生DDI。例如，大部分离子泵抑制药、抗菌药莫西沙星和甲氧苄啶等作为OCT非竞争性抑制剂，降压药维拉帕米、吲哚洛尔和普萘洛尔等作为选择性OCT抑制剂，通过对OCT的抑制减少二甲双胍在肝中的吸收，影响降糖效应。利福平通过上调OCT1的表达增加血浆中二甲双胍的暴露，可增强降糖效应；同时也可能导致二甲双胍在肝脏内蓄积，引起乳酸性酸中毒。当二甲双胍与上述药物联用时，应检测二甲双胍的血药浓度，避免疗效微弱、药效过高（低血糖）或发生乳酸性酸中毒。

肾脏摄取转运体与DDI

有机阴离子转运体OAT1、OAT2和OAT3，以及有机阳离子转运体OCT2和OCTN1在药物/毒物肾脏清除过程中起重要作用。OAT底物广泛，其中某些药物联用时发生竞争性抑制，导致肾清除率降低。清除率降低导致药物在体内蓄积，异常的暴露直接影响药物的疗效，或产生不良反应/毒性效应。降尿酸药丙磺舒是OAT1和OAT3的典型抑制剂，利尿药呋塞米为OAT1和OAT3的底物。这两种药物联用时，导致呋塞米的半衰期延长，利尿效果比单用呋塞米更强。类似的，丙磺舒可以竞争性地抑制有机酸（如青霉素和头孢菌素）在肾小管的分泌，从而增加抗生素的血浓度和延长作用时间，常用作抗生素治疗的辅助用药。丙磺舒与口服降糖药同用时，亦增强后者的疗效。但应注意的是，对于治疗窗较窄、毒副作用较大的药物（如甲氨蝶呤），联用OAT抑制剂（如吲哚美辛或丙磺酸）会导致它们肾清除率降低、体内过量蓄积，引发严重的肾毒性。

OCT2也被发现参与多种药物间的相互作用。例如，OCT2抑制剂西咪替丁可导致OCT2底物二甲双胍、雷尼替丁和伐尼克兰的肾清除率降低，血药浓度升高，药效增强。经典抗癌药物顺铂随血液到达肾脏后通过OCT2摄入细胞。顺铂可剂量依赖性诱导OCT2表达，从而使OCT2积累在肾脏细胞内，引发严重的肾毒性。此时联用OCT2抑制剂如西咪替丁，则可对肾脏起到明显的保护作用。

肠道摄取转运体与DDI

迄今为止，关于肠道摄取转运体中DDI的报道仍然有限。不过，某些药物已被发现能与食物发生相互作用。例如，橙汁和苹果汁作为OATP2B1的抑制剂，与OATP2B1底物阿利吉仑合用时，显著抑制了阿利吉仑的肠道摄取。其他一些水果汁和绿茶也可以抑制OATP的摄取能力，产生药物-食物相互作用。

第二节 外排转运体

外排转运体主要是ATP结合盒（ATP-binding cassette，ABC）转运体。顾名思义，ABC转运体执行功能需要利用ATP水解产生的能量。ABC家族共有48个成员，其中P-糖蛋白（P-glycoprotein，P-gp），乳腺癌耐药蛋白（breast cancer resistance protein，BCRP）和多药耐药蛋白（multidrug resistance protein，MRP）1～MRP3的研究最为深入。这些转运体除了在肠道外排中发挥重要作用外，还是造成肿瘤（癌细胞）多药耐药性的因素之一。P-gp蛋白的底物具有分子量大且脂溶性强的特性，而MRP1～MRP3更倾向于转运荷电、水溶性强的物质（如Ⅱ相代谢物）。

P-gp/ABCB1

P-gp是*ABCB1*基因编码的一种跨膜糖蛋白，由1280个氨基酸组成，其蛋白包含2个跨膜结构域（transmembrane domain，TMD）和2个核苷酸结合域（nucleotide binding domain，NBD）（图5-10）。1976年，Ling和Juliano首先在秋水仙碱耐药的中国仓鼠卵巢中发现了P-gp。之后的研究发现，除了肿瘤细胞外，P-gp也分布于具有排泄功能的器官（如肝、小肠及肾）和各种生理屏障（如血脑屏障、血-睾屏障及血胎屏障）。P-gp

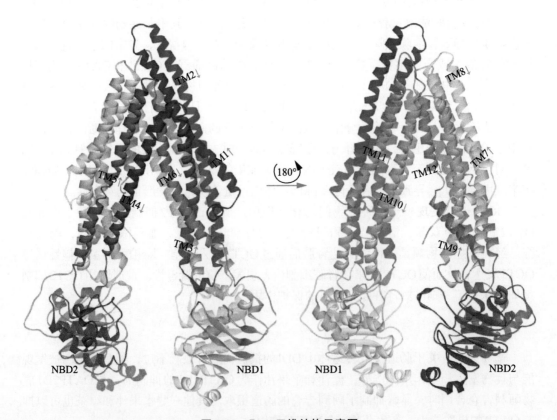

图5-10 P-gp三维结构示意图

的主要功能是介导外源性物质（中性或阳离子疏水化合物）或代谢物的外排，阻止有害物质进入机体，从而保护大脑、睾丸、骨髓及胎盘等重要组织和器官。作为一种能量依赖型药物外排泵，P-gp通过ATP供能，将细胞内的药物泵出细胞外，从而降低细胞内药物浓度。这既是机体的自身防御保护机制，也是造成肿瘤细胞多药耐药（multidrug resistance，MDR）及某些药物口服吸收率低的主要原因。

分布及表达

P-gp最先在肿瘤细胞中被发现，之后的研究发现P-gp也广泛表达于人体和动物的正常组织器官中，如肝、小肠、肾、肾上腺和大脑皮层等。

功能

根据P-gp的组织分布特性，发现P-gp在体内主要发挥三种功能：①在肠细胞表达的P-gp阻止有害物质的侵入，同时也可能限制药物的口服吸收；②在肝细胞及肾近端小管细胞表达的P-gp促进药物向胆汁和尿液中排泄；③在血液－组织屏障中表达的P-gp阻止药物进入对药物敏感的组织如脑及睾丸（图5-11）。

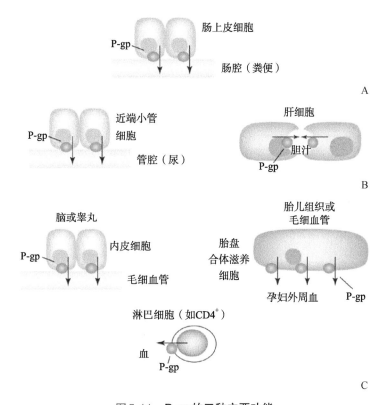

图5-11　P-gp的三种主要功能
A.限制口服药物的吸收；B.促进药物排泄进入胆汁和尿液；C.阻止药物进入重要的组织器官

底物、诱导剂和抑制剂

P-gp的底物范围较广，可能的原因是底物分子与P-gp间的诱导/嵌合型结合机制。

该结合机制认为底物大小和形状的不同可以改变P-gp跨膜多肽链的堆积方式，使P-gp适应底物的结构，从而更容易进行结合。P-gp的底物包括内源性化合物（如类固醇和多肽）和外源性物质（包括各类药物如抗生素和抗癌药）（表5-6）。因为这些底物分子结构相差较大，所以很难准确概述P-gp底物分子的共性。此外，P-gp的底物与其他ABC家族药物转运体（如BCRP、MRP1和MRP2）的底物有部分重叠，且与代谢酶CYP3A4的底物有很大程度的重叠。这些底物的重叠使得ABC家族转运体与药物代谢酶形成了一个共同防御机制，以抵御外来有害物质的侵入。

表5-6　P-gp底物

抗生素	喹诺酮类（氧氟沙星、环丙沙星）、大环内酯类（利福平、红霉素等）
抗高血压药物	洛伐他汀、氯沙坦
β受体阻滞剂	布尼洛尔、他林洛尔
抗心律失常药物	利多卡因、胺碘酮、地高辛、奎尼丁、普罗帕酮
抗真菌药物	酮康唑、依曲康唑
止吐药物	多潘立酮、昂丹司琼
类固醇激素	地塞米松、氢化可的松
HIV蛋白酶抑制剂	利托那韦、沙奎那韦、奈非那韦
消化道药物	西咪替丁、雷尼替丁
抗惊厥药物	卡马西平
抗癌药物	紫杉醇、长春碱类（长春碱、长春新碱）
免疫抑制剂	西罗莫司、环孢素A、他克莫司
其他	亲脂性肽类、吗啡、蔬菜水果等天然产物中的香豆素或黄酮、小檗碱等

　　一些激素、药物或天然产物是P-gp的诱导剂（表5-7）。需要注意的是，某些P-gp诱导剂只有在高剂量、连续给药的情况下才表现出诱导作用，而在低剂量时没有诱导作用，甚至呈现出抑制作用。

表5-7　P-gp诱导剂

激素类	布地奈德、倍氯米松、地塞米松
内源性物质	黄体酮、胆红素、醛固酮、胆盐
心血管系统药物	地高辛、维拉帕米、安立生坦、波生坦
中枢神经系统药物	咖啡因、卡马西平、苯妥英
抗病毒药物	氨普那韦、茚地那韦、利托那韦
抗菌药物	红霉素、利福平
降血脂药物	阿托伐他汀
天然产物	圣约翰麦芽汁、姜黄素

P-gp介导的药物外排是肿瘤细胞产生多药耐药现象的主要原因之一，找寻P-gp的抑制剂是新药研发的一个重要方向。抑制P-gp外排功能的主要机制（图5-12）：①通过改变P-gp的构象或与P-gp底物竞争性结合P-gp，来达到阻止底物与P-gp结合的目的；②干扰ATP的水解过程，减少ATP对P-gp的供能，从而使其对底物的外排能力减弱；③改变细胞膜脂质的完整性；④下调P-gp的表达。

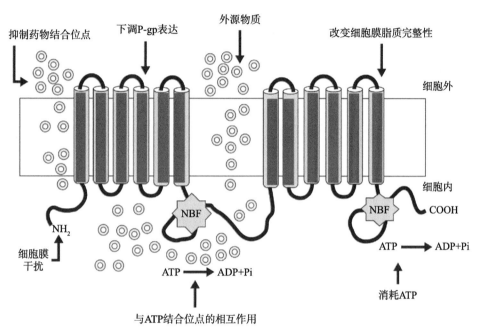

图5-12 抑制P-gp功能的主要机制示意图

NBF，核苷酸结合折叠区

对P-gp有抑制作用的化合物一般具有以下特性：①含有N原子及两个平面芳香环；②脂溶性高；③具有亲核性；④带正电荷。P-gp第一代抑制剂包括蛋白激酶C抑制剂（星形孢菌素）、环孢素类药物（环孢素A）和钙通道阻滞剂（维拉帕米）等。这些药物发挥P-gp抑制作用需要较高剂量，然而，高剂量常伴随较大的毒副反应，因此在临床上的应用受限。P-gp第二代抑制剂最具代表性的是PSC833和VX-710。与第一代抑制剂相比，第二代抑制剂亲和力高，毒副作用小。但是第二代抑制剂会影响体内代谢酶如CYP3A4和其他ABC转运体的活性，从而改变药物的动力学行为，给临床药物剂量的确定造成困扰。第三代抑制剂是通过结构-活性关系预选及药理学筛选得到的（如依克立达和OC144-093），这类抑制剂对P-gp的特异性高，与其他ABC转运体没有相互作用，且不影响代谢酶活性，具有较好的开发前景。近年来也发现一些中药（如五味子及黄连等）能够抑制P-gp的外排作用，减少肿瘤的耐药性。中药成分复杂，药效机制复杂，可能同时具有抗肿瘤和逆转耐药的作用，因此中药作为P-gp抑制剂也具有较大的开发前景（表5-8）。

表 5-8 P-gp 抑制剂

环孢素类	PSC833、环孢素 A
蛋白激酶抑制剂	星形孢菌素、CGP41251
钙通道阻滞剂	硝苯地平、维拉帕米
钙调素拮抗剂	氯丙嗪、三氟拉嗪
激素和抗激素类化合物	RU486、孕酮
异喹啉类生物碱	蝙蝠葛碱、粉防己碱
中药类	五味子、黄连、薄荷油、葛根素、黄柏、胡椒碱、丹参、纳豆、银杏、荔枝草、大黄、冰片、知母、丹皮、升麻、娑罗果、绿茶、染料木素、柚皮素、辣椒素、水飞蓟、轮环藤碱、丹皮酚、人参皂苷、大豆苷元、伞菌、槲寄生、柴胡、白藜芦醇、山柰酚、佛手、槲皮苷等
其他	SR33557、奎尼丁、长春新碱

转录调控

与 ABCB1 基因相关的转录因子包括 AP-1、NF-κB、PXR、RXR、HIF-1α、YB-1、ERα 和 ERβ 等。NF-κB 通过结合于 *ABCB1* 基因启动子区域上反应元件，激活 *ABCB1* 的基因转录，上调 P-gp 表达。PXR-RXR 异源二聚体能够与 *ABCB1* 启动子区域的 DR3/ER6 位点结合，激活 ABCB1 的转录，使 P-gp 蛋白表达量上升。*ABCB1* 基因启动子内含有 HIF-1α 结合位点，HIF-1α 激活 *ABCB1* 基因转录，诱导 P-gp 表达。YB-1 mRNA 水平与 ABCB1 mRNA 水平呈正相关，在细胞水平上敲低 YB-1 后，ABCB1 的 mRNA 水平也随之下降。ERα 与 P-gp 的表达呈正相关，而 ERβ 与 P-gp 表达呈负相关。除了转录因子对 ABCB1 的调控外，ABCB1 自身启动子区的甲基化也对其转录活性有影响。ABCB1 启动子甲基化异常会促使转录因子与启动子结合，激活 ABCB1 的转录，导致 P-gp 高表达。

MRP/ABCC

MRP 是由 *ABCC* 基因编码的有机阴离子转运体，人类 MRP 家族包括至少 9 个成员：MRP1 ～ MRP9（表 5-9）。MRP1、MRP2、MRP3、MRP6 和 MRP7 蛋白包括 17 个跨膜区，分别组成 3 个跨膜结构域（membrane-spanning domain，MSD）（图 5-13）。MRP4、MRP5、MRP8 和 MRP9 蛋白包括 12 个跨膜区，组成 2 个跨膜结构域（图 5-13）。在这 9 个家族成员中 MRP1 ～ MRP7 已被发现具有转运功能，其中，MRP1 ～ MRP3 的转运功能尤为显著。MRP 在体内多种组织器官中均有表达，介导阴离子药物（如甲氨蝶呤）和 Ⅱ 相代谢产物（如谷胱甘肽结合物和葡萄糖醛酸结合物）的转运。小鼠的 Mrp 与人类高度同源，但小鼠中不含 MRP8。

分布及表达

MRP1 和 MRP5 几乎在所有组织器官都有表达。MRP2 主要分布于肝、肠、肾、肺和脑。MRP3在肝、肠、肾及肾上腺中有表达。MRP4主要分布于前列腺、胰腺和性腺。MRP6和MRP7主要分布于肝和肾。MRP8主要分布于脑和肾。MRP9主要分布于脑、睾丸和卵巢（表5-9）。

表5-9 MRP家族成员

转运体	编码基因	体内表达、分布
MRP1	*ABCC1*	全身，肝中含量低
MRP2	*ABCC2*	肝、肠、肾、肺、脑
MRP3	*ABCC3*	肝、肠、肾、肾上腺
MRP4	*ABCC4*	前列腺、胰腺、性腺
MRP5	*ABCC5*	全身
MRP6	*ABCC6*	肝、肾
MRP7	*ABCC10*	肝、肾
MRP8	*ABCC11*	脑、肾
MRP9	*ABCC12*	脑、睾丸、卵巢

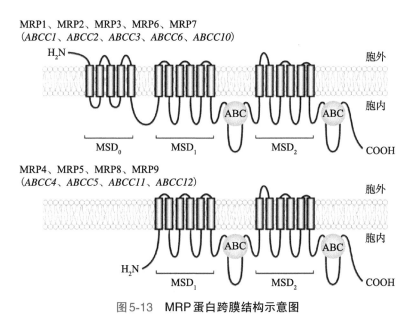

图5-13 MRP蛋白跨膜结构示意图

底物、诱导剂和抑制剂

MRP转运体底物范围广泛（表5-10）。MRP1与P-gp的底物有部分重叠，但P-gp主要介导有机阳离子的转运，而MRP1主要介导有机阴离子的转运（如谷胱甘肽结合物和甲氨蝶呤）。MRP2的底物包括内源性物质（如叶酸和胆红素）、结合型有机阴离子（如葡萄糖醛酸结合物和磺酸结合物）、药物（如利福平和红霉素）及其代谢产物。MRP2主要负责胆红素葡萄糖醛酸代谢物的胆汁排泄。Dubin-Johnson综合征与MRP2的表达缺陷有关，患者无法有效地清除胆红素代谢物。MRP3主要介导阴离子胆酸盐和葡萄糖醛酸结合物的转运。MRP3也可转运谷胱甘肽结合物，但其对谷胱甘肽结合物的亲和力远低于MRP1和MRP2。MRP4和MRP5主要转运嘧啶类和嘌呤类化合物，包括环核苷酸（cAMP和cGMP）和核苷酸类似物（如PMEA和AZTMP），也可转运其他化合物如甲氨蝶呤。MRP4和MRP5与抗癌药物巯嘌呤的多药耐药性有关。MRP6的底物包括阴离子环五肽和谷胱甘肽结合物。MRP7的底物为谷胱甘肽结合物、白三烯C_4和多西他赛。

表5-10　MRP的底物

MRP1底物	抗癌药物	长春新碱、依托泊苷、甲氨蝶呤、盐酸米托蒽醌、多柔比星、喜树碱的衍生物、伊立替康
	前列腺癌化疗药物	氟他胺、羟基氟他胺
	HIV蛋白酶抑制剂	利托那韦、沙奎那韦、茚地那韦
	抗疟疾药物	氯喹
	三萜系列化合物	隐丹参酮、丹参酮ⅡA和ⅡB
	其他	锑剂、砷剂、黄曲霉毒素B_1
	内源性底物	叶酸、维生素B_{12}、白三烯C_4、胆红素、胆红素葡萄糖醛酸酯、氧化型谷胱甘肽、谷胱甘肽、S-亚硝基谷胱甘肽、溶血磷脂酰肌醇、鞘氨醇
MRP2底物	抗癌药物	喜树碱、甲氨蝶呤、长春新碱、依托泊苷、顺铂
	血管紧张素Ⅱ受体拮抗剂	奥美沙坦、缬沙坦、替米沙坦葡萄糖醛酸结合物
	降脂药物	西立伐他汀、阿托伐他汀、普伐他汀、匹伐他汀、洛伐他汀、瑞舒伐他汀
	HIV蛋白酶抑制剂	洛匹那韦、茚地那韦、沙奎那韦、利托那韦
	黄酮类化合物	槲皮素、根皮苷、染料木素
	抗生素	阿奇霉素、红霉素、阿莫西林、莫西沙星、头孢菌素类、利福平
	内源性底物	谷胱甘肽、胆囊收缩素、牛磺胆酸盐、白三烯C_4、胆红素葡萄糖醛酸结合物、硫酸盐牛磺石胆酸、硫酸盐牛磺酸鹅去氧胆酸、3-硫酸雌酮
MRP3底物	药物及其代谢物	替尼泊苷、依托泊苷、亚叶酸、甲氨蝶呤、长春新碱、头孢羟氨苄、非索非那定、炔诺醇葡萄糖醛酸苷、吗啡3-葡萄糖醛酸苷、吗啡6-葡萄糖醛酸苷、对乙酰氨基酚葡萄糖醛酸及其硫酸化合物
	内源性代谢物	牛磺胆酸盐、胆酸盐、甘氨胆酸盐、胆红素葡萄糖醛酸苷、叶酸、雌二醇17β-葡萄糖苷酸、白三烯C_4、3-硫酸化物（如牛磺石胆酸盐、牛磺酸鹅去氧胆酸盐、脱氢表雄酮）

　　MRP诱导剂的作用方式有两种：①提高MRP的表达；②增强MRP的功能。高浓度叶酸是MRP1的诱导剂，能够增加MRP1对甲氨蝶呤、多柔比星和柔红霉素的外排。MRP2的诱导剂大多数为核受体的激动剂（如利福平、阿托伐他汀和地塞米松），通过激活核受体上调MRP2的表达。此外，一些药物也可以诱导MRP3表达（表5-11）。

表5-11　MRP诱导剂

MRP1诱导剂	叶酸、米托蒽醌、舒林酸、利福平、长春新碱、阿托伐他汀、地塞米松、克霉唑、螺内酯、苯巴比妥
MRP2诱导剂	利福平、阿托伐他汀、地塞米松、克霉唑、螺内酯、苯巴比妥、利托那韦
MRP3诱导剂	二烯丙基硫醚、苯巴比妥、1,7-邻二氮菲、奥替普拉

MRP1的抑制剂包括丙磺舒、苯溴马隆、环孢素类、黄酮类化合物、白三烯D_4受体拮抗剂MK-571、非甾体抗炎药物及喹啉类等。MRP2的抑制剂与MRP1有大部分重叠，如MK-571、丙磺舒、黄酮类化合物和环孢素A等。MRP3也能被丙磺舒等药物抑制（表5-12）。

表5-12　MRP抑制剂

MRP1抑制剂	格列本脲、环孢素A、呋塞米、丙磺舒、吲哚美辛、槲皮素、维拉帕米、染料木素、MK-571、磺吡酮、丙磺舒、苯溴马隆
MRP2抑制剂	MK-571、丙磺舒、黄酮类化合物、环孢素A、呋塞米
MRP3抑制剂	甲氨蝶呤、米托蒽醌、丙磺舒、依托泊苷

转录调控

*ABCC1*基因受转录因子c-jun/jun D二聚体、Sp1和MYCN的调控，它们分别结合于ABCC1启动子区上的AP-1结合位点、GC盒和E-box元件，调节ABCC1的基因转录。MRP2受多个核受体（CAR、PXR和FXR）的调控。PXR、CAR和FXR能够分别与RXRα形成二聚体，结合于*ABCC2*基因启动子上的E8元件，激活ABCC2的转录。与*ABCC2*基因相关的转录因子还包括Nrf2、HNF1、HNF4α、Sp1和AP-1等。HNF1及HNF4α通过HNF1结合位点激活*ABCC2*基因转录。Nrf2能与ABCC2启动子区的抗氧化应答元件结合，激活*ABCC2*基因转录。值得注意的是，小鼠Mrp2的表达具有节律性。时钟因子Dbp可直接激活Abcc2转录，而时钟因子E4bp4抑制Abcc2转录。Dbp的诱导作用在白天占主导地位，而E4bp4的抑制作用在夜间占主导地位，Dbp和E4bp4的协同作用使Mrp2的表达产生昼夜振荡。

序列分析发现ABCC3启动子区含有AP-1、AP-2、Sp1和LRH-1结合位点。其中，Sp1和LRH-1结合位点是ABCC3转录所必需的。核受体PPAR-α、RARα、PXR和VDR也参与ABCC3的转录调控。RXRα与RARα形成二聚体可拮抗Sp1对ABCC3的转录激活作用。VDR可与*ABCC3*基因启动子区的DR3应答元件结合，增强ABCC3的转录活性。此外，*ABCC3*基因启动子区存在胆酸盐应答元件，胆酸盐通过该元件可激活ABCC3基因的转录活性。

BCRP/ABCG2

BCRP是由*ABCG2*基因编码的外排转运体，由655个氨基酸组成，其蛋白包含6个跨膜区（图5-14）。BCRP需形成同源二聚体或异源二聚体来发挥功能，因此BCRP又被称作半转运体。BCRP广泛分布于体内各组织器官，介导多种药物（如抗生素、抗癌药和降压药）的外排，进而影响药物吸收和机体解毒。

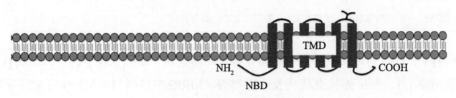

图5-14 BCRP跨膜结构示意图

分布及表达

BCRP主要分布在肝、肠、肾和脑等组织器官中，此外其在结肠、胎盘、乳腺中也有表达。

底物和抑制剂

BCRP具有广谱的底物选择性。BCRP底物包括带正电或负电的分子、有机阴离子及磺酸结合物。内源性物质（如脂质、多肽、核苷酸和固醇）及外源性物质（包括药物和毒物）均可通过BCRP外排（表5-13）。

表5-13 BCRP的底物

内源性物质	固醇类（类固醇、雌二醇、胆固醇）、类固醇硫酸盐（硫酸脱氢表雄酮、3-硫酸雌酮）、卟啉、核黄素、血红素、叶酸、硫酸盐化的雌激素等
外源性物质	黄酮类抗肿瘤药物（夫拉平度）、叶酸拮抗剂（甲氨蝶呤）、喜树碱类（伊立替康、托泊替康）、米托蒽醌、表鬼臼毒素（替尼泊苷、依托泊苷）、酪氨酸激酶抑制剂（吉非替尼、伊马替尼）、脂肪酸酰胺类水解酶抑制剂（达努塞替）、荧光素染料类化合物

有多种化合物可以作为BCRP的抑制剂。根据化合物的特性，BCRP的抑制剂可分为四类：特异性抑制剂、广谱性抑制剂、酪氨酸激酶抑制剂和黄酮类化合物及其衍生物（表5-14）。

表5-14 BCRP抑制剂

特异性抑制剂	新生霉素、FTC及其四环类似物（Ko132、Ko142、Ko143）
广谱性抑制剂	GF120918、XR9576
酪氨酸激酶抑制剂	STI-571、CI1033、OSI-930类似物（VKJP1和VKJP3）、尼洛替尼、伊马替尼
黄酮类化合物及其衍生物	染料木素、金合欢素、山柰酚、柚皮素、槲皮素、橙皮素、大豆苷元、水飞蓟素、大豆异黄酮

转录调控

与ABC家族其他成员如*ABCB1*和*ABCC1*基因相似，*ABCG2*基因启动子区域没有TATA盒，但含有AP-1位点、AP-2位点、CAAT盒及多个S1位点。研究表明，*ABCG2*基因受多种转录因子的调控，主要包括ER、PR、HIF和NF-κB。ABCG2启动子区存在雌激素反应元件（ERE）和孕激素反应元件（PRE），可分别与ERα和PR结合，对BCRP进行转录调控。HIF能够招募共激活因子CBP/P300并结合于*ABCG2*基因的启动子区的缺氧反应元件（HRE），从而激活ABCG2的转录。ABCG2启动子区存在NF-κB位点，可与NF-κB结合，进而激活ABCG2的转录。此外，DNA甲基化和组蛋白乙酰化在BCRP转录调控过程中也发挥着重要作用。DNA甲基化抑制而组蛋白乙酰化激活BCRP转录调控。

BSEP/ABCB11

BSEP是由*ABCB11*基因编码的ATP依赖型胆酸盐外排泵，由1321个氨基酸组成。BSEP存在于肝细胞胆管侧细胞膜，其主要功能为将肝细胞内的结合型胆酸盐外排至胆小管。BSEP的底物大多为胆酸盐如牛磺胆酸盐、甘氨胆酸盐、牛磺鹅胆酸盐和牛磺熊去氧胆酸盐等。除此之外，某些药物如普伐他汀、长春碱和非索非那定也可以通过BSEP进行外排。肝细胞中胆酸盐水平的稳态是多种转运体共同作用的结果：肝细胞基底外侧膜的NTCP和OATP介导胆酸盐进入肝细胞，而同样分布于基底外侧膜的MRP3、MRP4和OSTα/β则介导胆酸盐的外排（图5-15）。与BSEP同样位于肝细胞顶端膜的MRP2介导胆酸盐外排至胆管（图5-15）。BSEP介导的胆酸盐外排是肝脏清除胆酸盐的限速步骤。抑制BSEP活性可导致胆汁淤积和药源性肝损伤，并间接影响体内血糖稳态，造成动脉粥样硬化，甚至引起癌变。因此，BSEP在维持体内胆酸盐平衡中发挥着重要的作用。

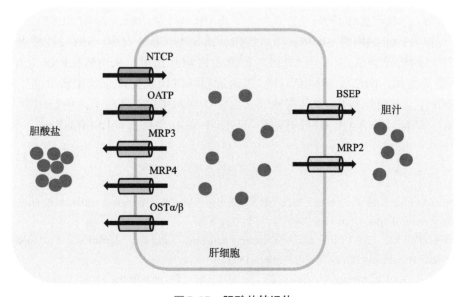

图5-15　胆酸盐转运体

有机溶质转运体（organic solute transporter）OSTα和OSTβ是介导胆汁酸肝肠循环的重要转运体，分别由*SLC51A*和*SLC51B*基因编码。地高辛、硫酸雌酮、前列腺素E_2、硫酸脱氢表雄酮和孕烯醇酮硫酸盐也可通过OSTα-OSTβ进行转运。OSTα由340个氨基酸组成，其蛋白结构包含7个跨膜结构域。OSTβ由128个氨基酸组成，其蛋白结构仅含1个跨膜结构域。OSTα和OSTβ需形成异源二聚体来维持转运体的稳定性和转运活性。OSTα-OSTβ位于基底外侧膜上，促进胆酸盐的外排。OSTα-OSTβ介导的转运呈现膜两侧底物浓度梯度（或pH梯度）依赖性，转运过程不消耗ATP。

分布及表达

BSEP主要分布于肝脏，在睾丸中也有高表达。此外，在结肠、肺、胸腺、和前列腺中有低表达。

底物和抑制剂

BSEP主要介导胆酸盐的转运。BSEP对人类胆汁酸转运能力从强到弱的顺序为牛磺鹅去氧胆酸、牛磺胆酸、牛磺熊去氧胆酸、甘氨胆酸。除了胆酸盐，一些外源性药物也是BSEP的底物，如紫杉醇、长春碱、钙黄绿素、利福平、环孢素A、格列本脲和利福霉素等。

一些经BSEP外排的药物可以竞争性地与BSEP结合，使得BSEP胆酸盐的外排减少，引起胆汁淤积。例如，降血糖药曲格列酮具有强肝毒性，产生肝毒性的主要原因是曲格列酮与其磺酸结合物能够竞争性抑制BSEP介导的牛磺胆酸盐转运，使得胆酸盐排泄受阻。当药物对BSEP的半抑制浓度（IC_{50}）小于300 μmol/L时，该药物分子引起混合型药源性肝损和胆汁淤积的概率大大提高。

转录调控

ABCB11的转录过程受到多个转录因子调控，如LKB1、SRC-2、FXR、VDR、Nrf2和LRH-1等。FXR与RXR形成二聚体，结合于ABCB11启动子，上调BSEP的表达水平。胆汁酸可作为FXR的内源性配体，激活FXR，诱导ABCB11表达。SRC-2能够促进FXR对ABCB11的转录激活作用。VDR可与FXR蛋白相互作用，从而拮抗FXR对ABCB11的转录激活作用。Nrf2可与ABCB11的肌肉腱膜纤维识别元件（位于转录起始位点附近）相结合，正向调控BSEP转录水平。LRH-1与ABCB11启动子区的LRH反应元件（LRHRE）结合，激活ABCB11的转录。此外，HNF4α也可上调BSEP的表达。

参 考 文 献

Akhtar N, Ahad A, Khar RK, et al, 2011. The emerging role of P-glycoprotein inhibitors in drug delivery: a patent review. Expert Opin Ther Pat, 21（4）: 561-576.

Alrefai WA, Gill RK, 2007. Bile acid transporters: structure, function, regulation and pathophysiological implications. Pharm Res, 24（10）: 1803-1823.

Ambudkar SV, Kimchi-Sarfaty C, Sauna ZE, et al, 2003. P-glycoprotein: from genomics to mechanism. Oncogene, 22（47）: 7468-7485.

Anwer MS，Stieger B，2014. Sodium-dependent bile salt transporters of the SLC10A transporter family：more than solute transporters. Pflugers Arch，466（1）：77-89.

Borst P，Evers R，Kool M，et al，2000. A family of drug transporters：the multidrug resistance-associated proteins. J Natl Cancer Inst，92（16）：1295-1302.

Cheng Y，Woolf TF，Gan J，et al，2016. *In vitro* model systems to investigate bile salt export pump（BSEP）activity and drug interactions：A review. Chem Biol Interact，255：23-30.

Dallas S，Miller DS，Bendayan R，2006. Multidrug resistance-associated proteins：expression and function in the central nervous system. Pharmacol Rev，58（2）：140-161.

Fromm MF，2004. Importance of P-glycoprotein at blood-tissue barriers. Trends Pharmacol Sci，25（8）：423-429.

Ivanyuk A，Livio F，Biollaz J，et al，2017. Renal drug transporters and drug interactions. Clin Pharmacokinet，56（8）：825-892.

Kalliokoski A，Niemi M，2009. Impact of OATP transporters on pharmacokinetics. Br J Pharmacol，158（3）：693-705.

Koepsell H，2013. The SLC22 family with transporters of organic cations，anions and zwitterions. Mol Aspects Med，34（2-3）：413-435.

Liu H，Ma Z，Wu B，2013. Structure-activity relationships and in silico models of P-glycoprotein（ABCB1）inhibitors. Xenobiotica，43（11）：1018-1026.

Maher JM，Slitt AL，Cherrington NJ，et al，2005. Tissue distribution and hepatic and renal ontogeny of the multidrug resistance-associated protein（Mrp）family in mice. Drug Metab Dispos，33（7）：947-955.

Nigam SK，Bush KT，Martovetsky G，et al，2015. The organic anion transporter（OAT）family：a systems biology perspective. Physiol Rev，95（1）：83-123.

Pochini L，Scalise M，Galluccio M，et al，2013. OCTN cation transporters in health and disease：role as drug targets and assay development. J Biomol Screen，18（8）：851-867.

Roth M，Obaidat A，Hagenbuch B，2012. OATPs，OATs and OCTs：the organic anion and cation transporters of the SLCO and SLC22A gene superfamilies. Br J Pharmacol，165（5）：1260-1287.

Shitara Y，Sugiyama Y，2017. Preincubation-dependent and long-lasting inhibition of organic anion transporting polypeptide（OATP）and its impact on drug-drug interactions. Pharmacol Ther，177：67-80.

Slijepcevic D，van de Graaf SF，2017. Bile acid uptake transporters as targets for therapy. Dig Dis，35（3）：251-258.

Staud F，Pavek P，2005. Breast cancer resistance protein（BCRP/ABCG2）. Int J Biochem Cell Biol，37（4）：720-725.

Stieger B，Meier Y，Meier PJ，2007. The bile salt export pump. Pflugers Arch，453（5）：611-620.

Telbisz Á，Homolya L，2016. Recent advances in the exploration of the bile salt export pump（BSEP/ABCB11）function. Expert Opin Ther Targets，20（4）：501-514.

Toyoda Y，Hagiya Y，Adachi T，et al，2008. MRP class of human ATP binding cassette（ABC）transporters：historical background and new research directions. Xenobiotica，38（7-8）：833-662.

Trauner M，Boyer JL，2003. Bile salt transporters：molecular characterization，function，and regulation. Physiol Rev，83（2）：633-671.

Trauner M，Fuchs CD，Halilbasic E，et al，2017. New therapeutic concepts in bile acid transport and signaling for management of cholestasis. Hepatology，65（4）：1393-1404.

第六章

代谢与转运相互作用

随着细胞生物学和分子生物学的快速发展，药物在体内的代谢过程及代谢机制逐渐被人们认识。通过对药物在体内代谢产物和代谢机制的研究，可以发现生物活性更高、更安全的新药。药代动力学已成为临床医学的重要组成部分。通常情况下，药物进入机体后会出现两种不同的效应：一种是药物对机体产生的生物效应，包括药物对机体产生的治疗作用和（或）毒副作用，即所谓的药效学（pharmacodynamics）和毒理学（toxicology）。另一种是机体对药物的作用，包括药物的吸收（absorption）、分布（distribution）、代谢（metabolism）和排泄（excretion），即所谓的ADME。其中，吸收、分布和排泄属物理变化，称为转运；代谢属于化学变化，亦称转化。机体对药物作用的过程，表现为体内药物浓度随时间变化的行为与规律。

药物/外源物在人体内的处置比较复杂，它是由多个独立但又相互作用的过程组成的，如摄取、代谢（生物转化）和外排。代谢与转运间的相互作用使体内药物处置和药物相互作用的精确预测变得复杂。研究发现，代谢酶和转运体相互作用、密切关联，它们独立又统一，共同介导药物在体内的处置过程。这种相互依赖和共同作用被称为"代谢–转运相互作用"（或"酶–转运相互作用"/"酶–转运体相互作用"），主要包括Ⅰ相代谢酶与转运体相互作用，以及Ⅱ相代谢酶与转运体相互作用。在药物/外源物的体内处置及药物与药物在体内的相互作用研究中，代谢–转运相互作用具有重要的意义。本章将Ⅰ相酶和Ⅱ相酶与转运体结合起来讨论"CYP-P-gp相互作用"和"UGT/SULT-BCRP/MRP相互作用"。

第一节　Ⅰ相代谢酶–转运体相互作用

药物从体内消除（elimination）主要有两种方式，即代谢和排泄。代谢是大部分药物从体内消除的主要方式，又可大体分为肝脏代谢和肠壁代谢。许多药物在小肠吸收后通过肠壁时被代谢，即为肠壁代谢，又称肠壁首过消除。肠壁代谢作为人体对抗口服外源物/药物的第一道防线，正受到越来越多的关注。肠壁代谢也是造成许多药物口服生物利用度偏低的重要原因之一。肠壁中药物代谢酶主要分布于成熟的上皮细胞内，其中在绒毛尖端的活性最强。人们已经在肠壁中发现许多种类的代谢酶，如Ⅰ相代谢酶CYP2C9、CYP2C19、CYP3A4和CYP3A5，其中CYP3A4的含量最高。临床常用的许多药物为CYP3A的底物，可以在肠壁内代谢。P-gp是外排转运体中最重要的转运体之一，在小肠中表达丰富，可将药物从细胞内排出而降低胞内药物浓度。研究表明，P-gp与Ⅰ相代谢酶之间能协同作用，进而影响药物的体内处置过程。此外，有报道称摄取转运体（如OATP）也能与Ⅰ相代谢酶发生相互作用。但本节着重讨论"CYP-P-gp相互作用"，对摄取转运体和代谢酶相互作用不做过多介绍。

CYP-P-gp相互作用

CYP3A介导的肠壁代谢被认为是限制药物生物利用度的重要因素。位于肠腔柱状上皮细胞内的CYP3A4是人类肠道中最重要的CYP之一。尽管肠道中CYP3A4含量相对于肝脏较低，但其是许多药物（如咪达唑仑和环孢素）严重首过代谢的罪魁祸首，对药物口服生物利用度具有决定性作用。CYP3A4的底物药物（如非洛地平）与西柚汁（CYP3A抑制剂）联用时，前者口服生物利用度显著提高。

肠道外排转运体也会阻碍药物的吸收。P-gp是一种质膜结合的药物外排蛋白，主要存在于具有排泄功能的器官中。它能主动从胞内排出外源物，介导药物进入肠腔或胆汁，影响药物在体内的处置过程。例如，表达于肝细胞胆管侧细胞膜的P-gp可将药物从肝细胞外排至胆汁；而表达于肠上皮细胞顶侧膜的P-gp可将药物从肠上皮细胞外排回肠腔，从而限制药物的吸收，降低口服生物利用度。

"代谢-转运相互作用"的概念最先来源于P-gp和CYP3A的相互作用研究。为明确P-gp和CYP3A4在控制药物肠道吸收和代谢方面的作用，人们研究了半胱氨酸蛋白酶抑制剂K77（P-gp和CYP3A4的共同底物）在细胞内的代谢情况。当只抑制P-gp活性时，K77的外排率（衡量肠细胞代谢程度的指标）降为原来1/3，吸收增加约4倍；而同时抑制P-gp和CYP3A4活性后，K77的外排率降为原来1/5，吸收增加约5倍，提示P-gp和CYP3A4相互作用促进药物的代谢和抑制药物的吸收，也说明"代谢-转运相互作用"对药物体内处置具有意义重大。

进一步研究发现，肠道P-gp可能通过延长药物与CYP3A4的接触时间，从而影响药物在肠道内的代谢。P-gp与CYP3A4的相互作用可能有三种方式：①药物被反复吸收并被P-gp泵出肠细胞。重复暴露于CYP3A可增加药物代谢的概率。②P-gp使细胞内药物浓度保持在CYP3A代谢能力的线性范围内。③P-gp将在黏膜中形成的代谢产物运输回肠腔。药物进入肠壁发生的代谢与转运协同作用大致可归纳如图6-1所示。吸收到肠上

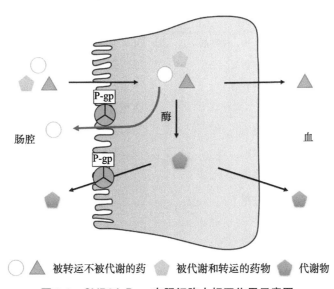

○ ▲ 被转运不被代谢的药 ⬠ 被代谢和转运的药物 ⬠ 代谢物

图6-1 CYP3A-P-gp在肠细胞中相互作用示意图

皮的药物可以经CYP-P-gp协同作用，以原型或代谢物的形式主动地被排出肠腔。

CYP3A和P-gp均具有广泛的底物和抑制剂，这些底物和抑制剂之间既具有交叉性，又有特异的选择性。例如，部分CYP3A底物（如特非那定、红霉素和洛伐他汀）亦为P-gp底物，另一部分CYP3A底物（如硝苯地平和咪达唑仑）则不被P-gp转运。CYP3A和P-gp的底物和（或）抑制剂之间相互重叠已有报道（表6-1），重叠的化合物的治疗作用范围很广，从抗心律失常药物（如胺碘酮）到化疗药物（如依托泊苷、长春新碱和紫杉醇）等。在某些情况下，CYP3A和P-gp底物结构间具有一定的联系。例如，洋地黄毒苷母体化合物是CYP3A的底物，而地高辛则由P-gp转运。同样，多柔比星是P-gp底物，而基于多柔比星合成的吗啡类似物被CYP3A代谢。这种微妙的"代谢-转运"相互联系对药物在机体内的处置过程影响重大。因此，了解"代谢-转运"相互作用机制，对药物生物利用度的改善具有重要意义。

表6-1　CYP3A和P-gp的底物及抑制剂

CYP3A底物	P-gp	CYP3A底物	P-gp
抗心律失常药		**黄酮类**	
胺碘酮	抑制剂	山柰酚（抑制剂）	诱导剂
利多卡因	抑制剂	槲皮苷（抑制剂）	诱导剂
奎尼丁	抑制剂	**激素**	
抗真菌药		地塞米松	底物
伊曲康唑	抑制剂	氢化可得松	底物，抑制剂
酮康唑	抑制剂	雌二醇	底物
钙通道阻滞剂		黄体酮	抑制剂
硫氮酮	底物，抑制剂	睾酮	抑制剂
硝苯地平	抑制剂	**免疫抑制剂**	
非洛地平	抑制剂	环孢素	底物，抑制剂
维拉帕米	底物，抑制剂	他克莫司	底物，抑制剂
尼群地平	抑制剂	西罗莫司	底物
尼卡地平	抑制剂	**其他**	
化学治疗剂		洋地黄毒苷	底物
依托泊苷	底物	红霉素	抑制剂
吗啉代	底物	他莫昔芬	抑制剂
紫杉醇	底物	米非司酮	抑制剂
长春碱	底物		
长春新碱	底物		
长春地辛	底物		

CYP-P-gp相互作用的影响因素

药物分布与代谢的场所

药物进入体内经吸收和（或）分布后的代谢途径包括肝脏代谢和肠壁代谢（图6-2）。两种代谢途径中发生的"CYP-P-gp相互作用"有所不同。肠道中，药物从肠腔扩散至黏膜细胞，首先遇到外排转运体P-gp。部分药物会被P-gp泵回肠腔内，并重新扩散至肠细胞，反复与P-gp和代谢酶接触，增加被代谢的机会，形成更多的代谢物。而在肝脏中，药物通过基底外侧膜从血液进入肝细胞，首先遇到代谢酶。转运至肝细胞中的药物随后被P-gp泵出。由于逆浓度梯度，药物不会扩散回来。因此，较多的母体化合物直接穿过细胞膜流入胆小管，经代谢酶代谢的母体化合物较少，形成的代谢物较少。

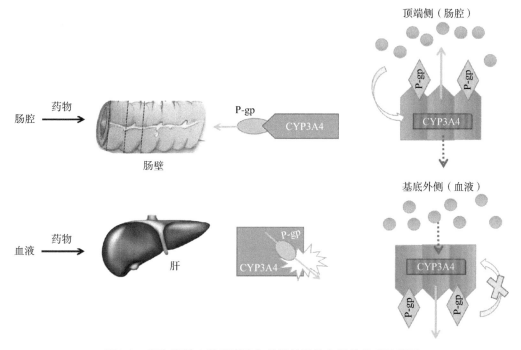

图6-2 肠和肝脏中的代谢酶与外排转运体之间的关系示意图

药物的溶解度和通透性

药物本身的溶解度和通透性可影响CYP-P-gp相互作用的发生及程度。2005年，人们提出了生物药物处置分类系统（biopharmaceutics drug disposition classification system，BDDCS）。其可作为预测转运体和代谢酶在药物处置中相关性的工具。根据药物的溶解度和通透性（渗透率）可将药物分为四类（图6-3）。第一类为高溶解度、高通透性药物；第二类为低溶解度、高通透性药物；第三类为高溶解度、低通透性药物；第四类为低溶解度、低通透性药物。对于具有高通透性的第一类药物（如维拉帕米和美托洛尔），转运体

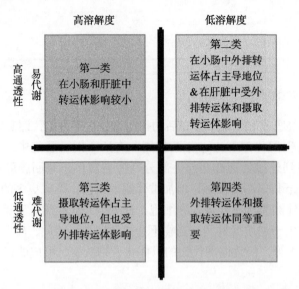

图6-3　BDDCS及其对肠道和肝脏中药物转运特性的预测

在肠道和肝脏中的作用是最小的。这类药物可以不需转运体的介导作用而直接进入细胞，其主要消除途径是代谢。对于第二类药物（如环孢素和苯妥英），在小肠药物吸收转运中，外排转运体占主导作用，转运体和肠道代谢酶之间相互作用是影响药物处置的关键因素；而在肝脏药物摄取中，外排转运体和代谢酶也都很重要。对于第三类药物（如阿昔洛韦和西咪替丁），摄取转运体占主导作用。与第二类药物相反，高溶解度、低通透性的第三类药物可以在肠腔内达到很高的浓度，但是低通透性使它们必须通过摄取转运体的协助才可以进入细胞。一旦药物被转运进入细胞，外排转运体即可对细胞内药物进行调节。对于第四类药物（如呋塞米和氯噻嗪），摄取转运体和外排转运体都起主要作用。

　　第二类低溶解度、高通透性的药物在体内代谢程度高，所以其在药物处置过程中转运体－代谢酶相互作用尤为重要。当然，在临床用药过程中，也可以综合药物自身属性，合理用药或联合用药，以期提高药物的生物利用度。

CYP-P-gp的底物及抑制剂

　　前面已提到，CYP和P-gp的底物及抑制剂具有广泛的重叠性，同时它们又具有相对的底物特异性。采用特异性P-gp抑制剂（K11777）时，被P-gp从肠细胞泵回肠腔的药物减少，药物肠壁代谢减少，使更多的药物可以通过肠细胞进入血液，这样不但可以增加药物吸收，还可以减少药物的代谢，从而显著增加药物的生物利用度。另外，同时抑制P-gp和代谢酶活性时，药物代谢程度会降低更多。例如，环孢素A是一种很强的CYP3A4和P-gp抑制剂，当同时给予CYP的底物和环孢素A时，CYP的底物代谢程度会显著降低。

第二节　Ⅱ相代谢酶－转运体相互作用

　　"转运－代谢相互作用"不仅适用于Ⅰ相代谢，也适用于Ⅱ相代谢（也称为结合反应）。Ⅱ相代谢酶（如UGT和SULT）和外排转运体（如BCRP和MRP）协同作用，在药物消除中起重要作用。其中，外排转运体的作用可被形象地比喻为"旋转门"或"分子开关"，将无法通过被动扩散排出细胞的强亲水性代谢物（如葡萄糖醛酸盐和硫酸盐）泵出细胞（图6-4）。

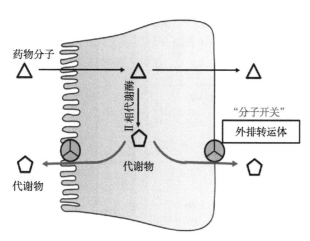

图6-4　外排转运体介导Ⅱ相代谢物的胞外转运

受各种客观因素影响（如缺乏酶的探针底物），"Ⅱ相代谢酶-转运体相互作用"的研究要落后于"CYP-P-gp相互作用"。2012年，学者成功构建了高表达UGT1A9的HeLa细胞系。该细胞系是一个"干净"的单酶系统，仅催化产生葡萄糖醛酸化代谢物，并允许葡萄糖醛酸化反应与外排转运相互作用，不受其他代谢途径（如磺酸化）的干扰。通过使用该细胞模型，外排转运体BCRP被证明可显著影响UGT1A9的代谢活性。

在P-gp与CYP3A的相互作用中，两种蛋白具有相同的底物。而Ⅱ相代谢酶与外排转运体的底物完全不同：前者代谢的是原型化合物，后者转运的是亲水性代谢物。UGT在外源物Ⅱ相代谢中占主导地位，其次是SULT。负责亲水性代谢产物排泄的外排转运体主要为MRP和BCRP。

UGT1A-BCRP/MRP相互作用

为了测定外排转运体对细胞内代谢酶活性的影响，研究人员构建了同时高表达MRP2和UGT1A1的MDCKⅡ细胞模型（命名为MDCKⅡ-UGT1A1/MRP2细胞），并研究了化合物7-羟基黄酮（7-HF）在该细胞模型中的葡萄糖醛酸化代谢及代谢物转运情况。7-HF在MDCKⅡ-UGT1A1/MRP2细胞中发生明显的葡萄糖醛酸化代谢，所产生的葡萄糖醛酸苷代谢物被大量外排至细胞外。在存在Ko143（BCRP抑制剂）和MK-571（MRP抑制剂）的情况下，7-HF葡萄糖醛酸苷代谢物的外排分别减少了90%和10%，表明BCRP是转运该葡萄糖醛酸苷代谢物的主要外排转运体，并且抑制BCRP或MRP2功能使细胞内葡萄糖醛酸化代谢的程度明显下降。此结果为UGT1A1与BCRP/MRP转运体的相互作用提供了有力依据。

另外，在高表达UGT1A1的HeLa细胞株（被命名为HeLa1A1细胞，该细胞株只能产生葡萄糖醛酸化代谢物）中，多个转运体（包括BCRP、MRP1、MRP3和MRP4）被发现参与细胞中黄酮类葡萄糖醛酸苷的外排。通过构建单一转运体（包括BCRP、MRP1、MRP3和MRP4）敲低的HeLa1A1细胞系，人们发现任一转运体的表达降低都会导致细胞葡萄糖醛酸化代谢产物减少。该实验结果直接证实了细胞葡萄糖醛酸化代谢对外排转运体BCRP/MRP的依赖性（图6-5）。

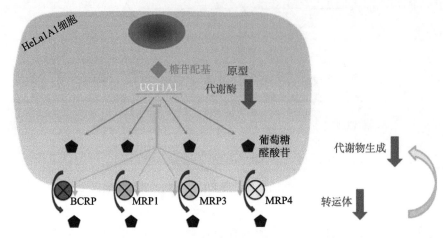

图6-5　外排转运体影响调控细胞Ⅱ相代谢

SULT1A3-BCRP/MRP4相互作用

SULT1A3与MRP4的相互作用已在高表达SULT1A3的HEK293（被命名为SULT293）细胞模型中得到验证。橙皮素作为SULT1A3底物，其磺酸化代谢产物在SULT293细胞中迅速生成并外排出细胞。然而，给予MRP4抑制剂MK-571后，橙皮素磺酸化代谢产物排泄率显著降低（仅为原来的6%），表明MRP4在SULT1A3代谢产物的外排中扮演重要角色。进一步以雷洛昔芬为研究对象，发现BCRP和MRP4介导细胞内雷洛昔芬磺酸化代谢产物的外排，揭示了SULT1A3-BCRP/MRP4相互作用的潜在性。

简而言之，Ⅱ相代谢酶和外排转运体之间存在相互作用。代谢水平依赖于外排转运体。一般情况下，抑制外排转运体的表达或活性会导致代谢物的减少（图6-5）。

Ⅱ相代谢酶-转运体相互作用的机制及影响因素

利用肝脏、小肠和Caco-2细胞模型进行药代动力学模拟与仿真，可证明Ⅱ相代谢酶与外排转运体间发生了相互作用。研究发现，代谢物形成和代谢物外排之间的"相互作用"依赖细胞内的无效循环（即水解/解离反应）过程（图6-6）。

细胞内的葡萄糖醛酸化代谢对外排转运体有很强的依赖性，换言之，葡萄糖醛酸化反应依赖于外排转运体。药物通过摄取转运体或被动扩散方式进入细胞内，在细胞内

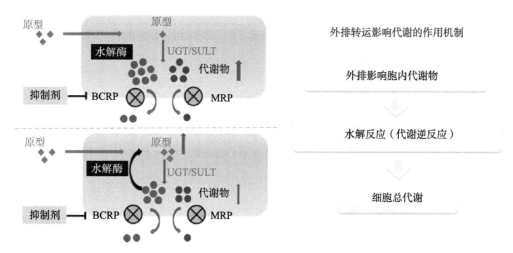

图6-6 水解酶介导的无效循环是"外排转运体调控Ⅱ相代谢"的重要作用机制

水解酶包括葡萄糖醛酸苷水解酶和芳基硫酸酯酶B

被Ⅱ相酶代谢生成亲水性的代谢产物。一方面，亲水性的代谢产物被外排转运体排出细胞。另一方面，由于细胞内葡萄糖醛酸苷水解酶的存在，会将代谢产物水解成原型化合物，进而再次进行结合反应。同样，对于磺酸化反应，脱硫酸根反应在磺酸化代谢与外排转运动力学相互作用中起关键作用。芳基硫酸酯酶B（简称ARSB）是硫酸酯酶家族的一员，催化脱硫反应。在脱硫酸根反应中，磺酸苷代谢物被水解回其原型化合物。因此，ARSB催化脱硫酸根反应介导磺酸化代谢与磺酸苷外排的动力学相互作用。

水解作用（由水解酶介导）在Ⅱ相代谢–转运相互作用中起着至关重要的作用。水解酶（如葡萄糖醛酸水解酶和芳基硫酸酯酶B）催化Ⅱ相亲水代谢物的水解，形成一个"无效"的循环（图6-6）。在Ⅱ相代谢物外排过程中，通过化学或生物学方法抑制外排转运体，可使亲水性的Ⅱ相代谢物外排减少，导致胞内Ⅱ相代谢物的大量积累。一旦细胞内Ⅱ相代谢物蓄积，水解酶即发挥作用，促进水解（解离）反应的发生，从而显著减少代谢物的净生成。因此，当细胞中发生结合反应时，在没有水解的情况下，Ⅱ相代谢物生成（结合反应）和结合物（代谢物）外排是两个独立的过程。然而，水解（去结合）反应能够桥接这两个过程，使Ⅱ相代谢与转运间发生相互作用。当外排转运体受到抑制时，结合物的排泄减少，导致细胞内的结合物大量积累，使水解反应增强，从而减少细胞中的总代谢反应。

根据Ⅱ相代谢的生物药剂学分类系统（图6-7），可以将药物分为四类：第一类难代谢、易外排；第二类易代谢、易外排；第三类易代谢、难外排；第四类难代谢、难外排。从药物自身属性方面看，第二类（易代谢、易外排）和第三类（易代谢、难外排）药物更有利于"Ⅱ相代谢–转运相互作用"的发生。换言之，对于这两类药物，转运体影响药物代谢和生物利用度的可能性更大。

总之，阐明"代谢–转运相互作用"发生机制及影响因素具有重要的意义，不仅可用于解释药物代谢和处置中的特殊现象及DDI行为与规律，指导临床合理用药；还可以帮助理解不良药代属性的原因，以及寻找克服药物不良属性的方法与策略。

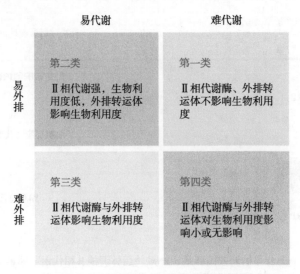

图6-7　Ⅱ相代谢的生物药剂学分类系统

参 考 文 献

Benet LZ，2009．The drug transporter-metabolism alliance：uncovering and defining the interplay．Mol．Pharm，6（6）：1631-1643．

Benet LZ，Cummins CL，Wu CY，2003．Transporter-enzyme interactions：implications for predicting drug-drug interactions from *in vitro* data．Curr Drug Metab，4（5）：393-398．

Benet LZ，Cummins CL，Wu CY，2004．Unmasking the dynamic interplay between efflux transporters and metabolic enzymes．Int J Pharm，277（1-2）：3-9．

Christians U，Schmitz V，Haschke M，2005．Functional interactions between P-glycoprotein and CYP3A in drug metabolism．Expert Opin Drug Metab Toxicol，1（4）：641-654．

Cummins CL，Jacobsen W，Benet LZ，2002．Unmasking the dynamic interplay between intestinal P-glycoprotein and CYP3A4．J Pharmacol Exp Ther，300（3）：1036-1045．

Cummins CL，Salphati L，Reid MJ，et al，2003．*In vivo* modulation of intestinal CYP3A metabolism by P-glycoprotein：studies using the rat single-pass intestinal perfusion model．J Pharmacol Exp Ther，305（1）：306-314．

Jeong EJ，Liu X，Jia X，et al，2005．Coupling of conjugating enzymes and efflux transporters：impact on bioavailability and drug interactions．Curr Drug Metab，6（5）：455-468．

Jiang W，Hu M，2012．Mutual interactions between flavonoids and enzymatic and transporter elements responsible for flavonoid disposition via phase Ⅱ metabolic pathways．RSC Adv，2（21）：7948-7963．

Jiang W，Xu B，Wu B，et al，2012．UDP glucuronosyltransferase（UGT）1A9-overexpressing HeLa cells is an appropriate tool to delineate the kinetic interplay between breast cancer resistance protein（BRCP）and UGT and to rapidly identify the glucuronide substrates of BCRP．Drug Metab Dispos，40（2）：336-345．

Lam JL，Benet LZ，2004．Hepatic microsome studies are insufficient to characterize *in vivo* hepatic metabolic clearance and metabolic drug-drug interactions：studies of digoxin metabolism in primary rat hepatocytes versus microsomes．Drug Metab Dispos，32（11）：1311-1316．

Lam JL, Okochi H, Huang Y, et al, 2006. *In vitro* and *in vivo* correlation of hepatic transporter effects on erythromycin metabolism: characterizing the importance of transporter-enzyme interplay. Drug Metab Dispos, 34 (8): 1336-1344.

Lau YY, Wu CY, Okochi H, et al, 2004. *Ex situ* inhibition of hepatic uptake and efflux significantly changes metabolism: hepatic enzyme-transporter interplay. J Pharmacol Exp Ther, 308 (3): 1040-1045.

Liu Z, Hu M, 2007. Natural polyphenol disposition via coupled metabolic pathways. Expert Opin Drug Metab Toxicol, 3 (3): 389-406.

Quan E, Wang H, Dong D, el al, 2015. Characterization of chrysin glucuronidation in UGT1A1-overexpressing HeLa cells: elucidating the transporters responsible for efflux of glucuronide. Drug Metab Dispos, 43 (4), 433-443.

Sun H, Wang X, Zhou X, et al, 2015. Multidrug resistance-associated protein 4 (MRP4/ABCC4) controls efflux transport of hesperetin sulfates in sulfotransferase 1A3-overexpressing human embryonic kidney 293 cells. Drug Metab Dispos, 43 (10): 1430-1440.

Wang M, Yang G, He Y, et al, 2016. Establishment and use of new MDCK Ⅱ cells overexpressing both UGT1A1 and MRP2 to characterize flavonoid metabolism via the glucuronidation pathway. Mol Nutr Food Res, 60 (9): 1967-1983.

Wu B, 2012. Pharmacokinetic interplay of phase Ⅱ metabolism and transport: a theoretical study. J Pharm Sci, 101 (1): 381-393.

Wu CY, Benet LZ, 2005. Predicting drug disposition via application of BCS: transport/absorption/elimination interplay and development of a Biopharmaceutics Drug Disposition Classification System. Pharm Res, 22: 11-23.

Wu CY, Benet LZ, 2003. Disposition of tacrolimus in isolated perfused rat liver: influence of troleandomycin, cyclosporine, and gg918. Drug Metab Dispos, 31 (11): 1292-1295.

Zhang X, Dong D, Wang H, et al, 2015. Stable knock-down of efflux transporters leads to reduced glucuronidation in UGT1A1-overexpressing HeLa cells: The evidence for glucuronidation-transport interplay. Mol Pharm, 12 (4): 1268-1278.

Zhou X, Wang S, Sun H, et al, 2015. Sulfonation of raloxifene in HEK293 cells overexpressing SULT1A3: Involvement of breast cancer resistance protein (BCRP/ABCG2) and multidrug resistance-associated protein 4 (MRP4/ABCC4) in excretion of sulfate metabolites. Drug Metab Pharmacokinet, 30 (6): 425-433.

第七章

代谢与转运研究工具和方法

用于研究药物代谢与转运的实验方法（工具）可分为体外（*in vitro*），离体（*ex vivo*），原位（*in situ*）和在体（*in vivo*）四大类。各类方法具有不同的优缺点。一般来说，体外方法具有操作简便、周期短（高通量）、耗价低等优点，但因与体内真实情形相差较远，所获得数据的价值相对有限。在体方法具有操作复杂、周期长（低通量）、耗价高等缺点，但因其更接近于真实情形，数据更有价值。离体与原位方法的优缺点介于体外和在体之间。本章介绍了一些典型、常用的代谢与转运研究方法和工具，包括PAMPA法（体外）、微粒体（体外）、重组酶及转运体（体外）、细胞模型（体外）、离体肝灌流（离体）、外翻肠囊模型（离体）、单向肠灌流模型（原位）和体内药代动力学实验（体内）。其实，对于一种类型下的不同方法，也可以在"操作复杂性""周期长短""耗价高低"和"数据可靠性"等方面进行比对。通过比对，选择最恰当的实验方法。

第一节　PAMPA法

平行人工膜渗透试验（parallel artificial membrane permeability assay，PAMPA），顾名思义，采用"人工膜"来模拟细胞膜，进行药物渗透实验。PAMPA膜主要是由卵磷脂组成的。PAMPA实验装置为基于96孔滤板的三明治结构，底部是待测物的供体液，中间是人工磷脂膜，待测药物分子从供体管中扩散，穿过磷脂膜，进入到上层受体管中（图7-1）。

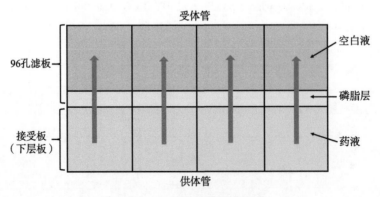

图7-1　平行人工膜渗透模型

待扩散完毕（4～5小时）分别吸取受体液和供体液，测定药物浓度，按照以下公式（由双向扩散定律推演而得）得出有效渗透率（effective permeability，P_e；单位为cm/s）：

$$P_{e} = \frac{-\ln[1 - C_{A}(t)/C_{equilibrium}]}{A \times (1/V_{D} + 1/V_{A}) \times t}$$

$$C_{equilibrium} = \frac{C_{D}(t) \times V_{D} + C_{A}(t) \times V_{A}}{V_{D} + V_{A}}$$

式中，A 表示人工磷脂膜的面积（cm^2），V_D 表示供体管的体积（ml），V_A 表示受体管的体积（ml），t 表示渗透时间（秒），$C_A(t)$ 表示在 t 时间受体液的浓度，$C_D(t)$ 表示在 t 时间供体液的浓度，$C_{equilibrium}$ 表示平衡浓度，代表在 t 时间整个体系（包括受体液和供体液）的平均浓度。

显然，PAMPA 模型的优点是低成本和高通量，但 PAMPA 只能评价被动扩散转运。有趣的是，采用 PAMPA 模型测得的渗透率与实际人体空肠渗透率具有一定的相关性（$\lg P_{e}^{human} = 0.58 + 0.75 \times \lg P_{e}^{PAMPA}$）。

第二节　微　粒　体

微粒体（microsome）是体外代谢研究的最基本工具之一。微粒体可通过差速离心法制备：首先将组织（如肝脏）均质化处理，低速离心（500g）去除细胞碎片。接着，在 9000g 转速下离心，去除一些较大细胞器如线粒体和溶酶体（图 7-2）。然后，收集上清液，再一次进行离心（100 000g），沉降物即为微粒体（图 7-2）。微粒体中含有内质网结构，因此富含 CYP、FMO 和 UGT（均位于内质网膜上）等。在微粒体制备过程中，也可收获 S9 组分。S9 组分是组织匀浆物在 9000g 转速下离心获得的上清液（S9 由此得名：S 代表 "supernatant"，9 代表 "9000g"）。由制备过程可知，S9 是 "稀释的微粒体"，包含所有微粒体酶系，但酶含量是微粒体的 20% ～ 25%。S9 的优点是还含有非微粒体

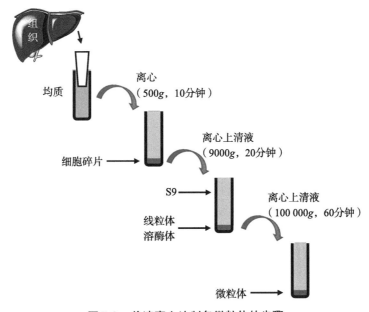

均质

离心
（500g，10分钟）

细胞碎片

离心上清液
（9000g，20分钟）

S9

线粒体
溶酶体

离心上清液
（100 000g，60分钟）

微粒体

图 7-2　差速离心法制备微粒体的步骤

酶系，如SULT、GST和NAT等。

由上可知，微粒体（和S9）就是从细胞分离而来，携带药物代谢酶的细胞组分（"酶材料"）。因此，在使用微粒体（或S9）进行代谢活性测定时，除了微粒体和待测药物，孵育体系中还必须加入酶催化所需的辅助因子［如NADPH（CYP）和UDPGA（UGT）］（图7-3）。有时还需加入反应活化因子，如进行UGT活性评价时，还需要加入打孔剂（如丙甲菌素）和镁离子（如MgCl₂）。待孵育一定时间后，往孵育液中加入有机溶剂（如乙腈或甲醇），使酶失活，终止反应（图7-3）。

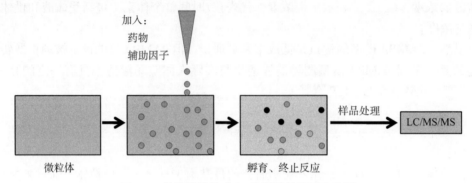

图7-3 基于微粒体或S9代谢活性的测定步骤

孵育液样品经过处理后，通过液-质联用仪（或其他检测仪器）测定药物或代谢物含量，从而获得代谢活性（速率）。值得注意的是，这里测定的代谢速率应为初始速率（initial rate）。初始速率测定要求底物消耗不超过10%。通过以上孵育法，可测定多个不同浓度下药物的代谢速率。采用酶动力学模型对数据进行拟合，获得动力学参数V_{max}与K_m（或S_{50}和n），进一步通过以下公式计算可获得清除率［CL_{int}（米氏方程和底物抑制模型）和CL_{max}（S型或自动激活模型）］：

$$CL_{int} = \frac{V_{max}}{K_m}$$

$$CL_{max} = \frac{V_{max}}{S_{50}} \times \frac{n-1}{n(n-1)^{1/n}}$$

式中，CL_{int}表示固有清除率，V_{max}为最大反应速率，K_m为米氏常数，CL_{max}表示最大清除率，S_{50}为反应速率达到最大反应速率一半时底物的浓度，n为希尔（Hill）系数。

第三节　重组酶及转运体

利用cDNA克隆技术，将代谢酶cDNA转染于异源表达体系（如昆虫细胞和大肠杆菌），通过大规模细胞扩增和制备手段，可获得代谢酶蛋白，即为重组酶。重组酶为单一酶，因此可较好地用于表征单一酶对药物的代谢活性。

类似的，将转运体（通常为外排转运体）的cDNA表达于特定细胞后，利用高表达转运体（BCRP或MRP）细胞制备得到具有膜外翻结构的囊泡。在ATP供能条件下，药物或代谢物可通过膜结构上的转运体被主动摄取进入囊泡内部（图7-4）。通过快速滤过法将摄取了代谢物的囊泡截留至滤膜上，滤膜经超声可释放出被测物质，样品通过

LC-MS或荧光仪（仅适用于具有荧光光谱物质）进行检测，可比较高表达外排转运体及相应空白囊泡中的摄取情况，从而明确特定转运体是否转运目标物质。

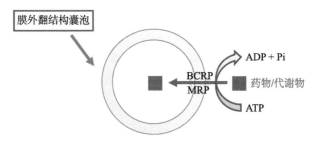

图7-4 具有膜外翻结构的囊泡转运模型

第四节 细胞模型

相对于体外酶评价体系，细胞模型的优点是酶系较完整、无须添加辅助因子和活化因子，以及含有转运系统。

Caco-2细胞

Caco-2细胞系是一种人克隆结肠腺癌细胞，结构和功能类似于分化的小肠上皮细胞，具有微绒毛等结构，并含有与小肠刷状缘上皮相关的酶系。因此，Caco-2细胞被认为是人肠上皮细胞的最佳体外模型。Caco-2细胞被广泛用于药物吸收、转运及代谢的评价与研究，是被FDA认可的用于测定药物渗透率（药物BCS的划分参数之一，另一个为溶解度）的工具之一。其最大的优点是给药可以在细胞的绒毛A面（也称肠腔侧，apical side），也可以在基底B面（也称肠内壁侧，basolateral side），因此可测定药物的双向转运（A→B及B→A方向的转运），利于评价药物及代谢物的转运机制。

Caco-2细胞通常被接种到Transwell小室的Insert上，小室分为上、下层，中间以聚碳酸酯膜相隔，可配合多孔培养板使用（图7-5）。19～21天后，细胞汇合形成均匀的单细胞层，并自发完成上皮样分化。实验开展时，将待测化合物添加到细胞单层的A面或B面。孵育一定的时间后，测定药物的浓度（接受室），绘制浓度–时间图［在漏槽条件（接受室浓度为给药室浓度的10%以下）下通常为穿过原点的直线或近似直线］，并按照公式计算表观渗透率（P_{app}，单位为cm/s）（图7-6）。在P_{app}计算公式中，dC/dt为接受室中药物浓度的变化速率，可通过线性回归获得；V为接受室的体积；S为细胞单层的面积；C为给药浓度。P_{app}值与药物在人体的吸收百分数具有较好的相关性。当P_{app}值大于10^{-5} cm/s时，说明药物吸收良好（＞70%）。当P_{app}值小于10^{-6} cm/s时，说明药物吸收差（＜20%）。当P_{app}值为10^{-6}～10^{-5} cm/s时，表示药物吸收一般（20%～70%）。

在具体实验中，转运的药物浓度（或量）与时间的关系有可能与图7-6（简单线性关系）不一样。通常有以下三种情况：①浓度与时间呈线性关系，但有一个明显的时滞（图7-7A）。这种情况与药物需要时间在胞内蓄积或药物与细胞膜发生结合有关。②药

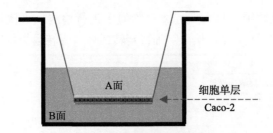

图7-5 Transwell小室示意图

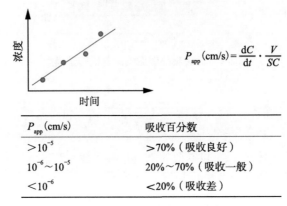

$$P_{app}(\text{cm/s}) = \frac{dC}{dt} \cdot \frac{V}{SC}$$

P_{app} (cm/s)	吸收百分数
$>10^{-5}$	>70%（吸收良好）
$10^{-6} \sim 10^{-5}$	20%～70%（吸收一般）
$<10^{-6}$	<20%（吸收差）

图7-6 Transwell实验中表观渗透率的计算

物转运速率随时间增加而减小（图7-7B）。这与给药室药物浓度显著下降有关。给药室药物浓度下降的原因有药物透膜太快、代谢太快及与细胞膜结合太强。③药物转运速率随时间增加而增加（图7-7C）。这种情况可能是由细胞单层完整性（细胞间连接部）被破坏而造成的，另外一个原因是胞内代谢发生了饱和。

当研究药物的转运机制时，通常测定药物双向转运（A→B及B→A）的渗透率

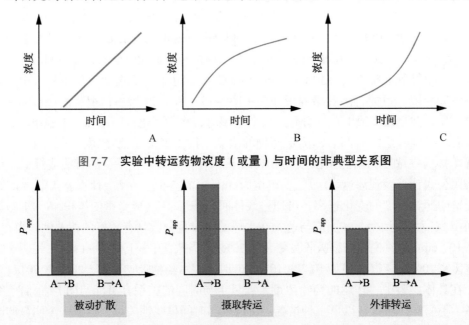

图7-7 实验中转运药物浓度（或量）与时间的非典型关系图

图7-8 药物双向转运（A→B及B→A）机制

（图7-8）。当$P_{A \to B} = P_{B \to A}$时，药物转运以被动扩散机制为主。当$P_{A \to B} > P_{B \to A}$（比值大于或等于2）时，摄取转运体（uptake transporter）参与了药物转运。当$P_{A \to B}$小于$P_{B \to A}$（比值小于或等于0.5）时，外排转运体（efflux transporter）参与了药物转运。为进一步确认转运体对转运的贡献，还可以考察药物浓度、pH及温度对转运的影响。这些方法充分利用转运体的饱和性、pH与温度敏感性，来判断其是否参与药物转运。例如，测定、获得一系列不同药物浓度下的P_{app}（A→B），如果P_{app}与药物浓度无关，则药物转运以被动扩散机制为主（图7-9）。如P_{app}随浓度增加而减小，说明载体介导的主动转运为药物的透膜机制（图7-9）。此外，为确定具体起作用的转运体，还可开展抑制实验（应用特异性抑制剂）和转运体高表达实验。

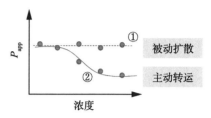

图7-9　被动扩散和主动转运机制的特征

　　如果药物在转运过程中发生代谢，还可同时监测给药室和接受室中代谢物产生的量，计算代谢物向A与B两面外排的速率（$= \mathrm{d}M/\mathrm{d}t$，$M$为代谢物产生的量）。同样，采用抑制实验或转运体高表达实验，可进一步鉴定具体负责代谢物外排的转运体。

MDCK细胞

　　MDCK（Madin-Darby canine kidney）细胞是由Madin和Darby建立的犬肾上皮细胞，被广泛用于上皮发育与功能研究。MDCK细胞最大的优点是培养周期短（3~4天）。MDCK细胞细分为多种不同的细胞株（cell strain），包括MDCK母细胞系、MDCKⅠ、MDCKⅡ、MDCK.1和MDCK.2等。所有的MDCK亚株都是从母细胞系分离而来的。MDCKⅠ是从低传代母细胞分离得到的，细胞间结合紧密，因此其单细胞层呈现很高的跨膜电阻值（>4000 Ω/cm²）。MDCKⅡ是从高传代母细胞分离得到的，细胞间结合紧密度较低，其单细胞层呈现较低的跨膜电阻值（<300 Ω/cm²）。两个细胞株的跨膜电阻差异是由结合处的蛋白组成不同造成的。此外，两个细胞株的体积大小不同，MDCKⅡ细胞的体积比MDCKⅠ细胞的更大。对于药物转运研究，MDCKⅡ是最常用的MDCK细胞株。

　　转运体（和药物代谢酶）在MDCK细胞上的表达较低。通常采用转染技术，将单一转运体（如MDR1或BCRP）高表达于该细胞上，评价该转运体对药物渗透的影响。MDCK细胞的培养与转运实验开展步骤与Caco-2细胞类似，细胞被接种到Transwell小室的Insert上（接种密度为$3 \times 10^6/\mathrm{cm}^2$）（图7-5）。3~4天后，细胞汇合形成均匀的单细胞层（跨膜电阻>200 Ω/cm²），把培养液换成含药缓冲液，继续孵育。在不同时间点，从A面和B面取样，样品经处理后，进行分析检测，获得药物浓度，计算渗透率。

HepG2细胞

　　原代细胞的来源难以控制，分离方法较复杂，易被污染且无法长时间保持表达活性。因此，原代肝细胞用于实验研究具有局限性。无限增殖细胞系可以克服原代细胞的缺点，易于制备、传代和保存。无限增殖细胞系来源于肿瘤组织，拥有许多肿瘤组织特性，如毒物耐受、解毒和转运体系统过表达、无限增殖和能量代谢异常。肿瘤对放疗具有一定的耐受性。放疗是通过产生活性氧来攻击癌细胞，从而发挥抗癌作用的，但在厌氧的肿瘤中不存在氧。来源于厌氧肿瘤的细胞保持了厌氧特性，通过糖酵解而不是氧化磷酸化供能。这些细胞的线粒体具有功能，但在能量代谢过程中的作用并不大，因此它们对靶向线粒体的活性成分及代谢毒物具有耐受性。用厌氧肿瘤细胞进行研究时会低估化合物导致的氧化应激反应。如果将培养基中的葡萄糖换为半乳糖，细胞在代谢中对氧需求增加，从而对线粒体毒物和氧化应激诱导物的敏感性增强。

大部分肿瘤细胞系都保有原组织的特性，与体内情况具有一定相关性。HepG2细胞是从肝胚细胞瘤中分离得到的，其表型与肝细胞极为相似。HepG2细胞曾被用于研究CYP的诱导，但是HepG2细胞的CYP表达量太低（如CYP1A1/2）且不稳定，甚至有许多CYP在该细胞中不表达。因此，往往需要构建CYP基因稳转细胞株来进行代谢研究。HepG2细胞还可用于药物毒性的高内涵筛选（high content screening，HCS）。HCS是指在保持细胞结构和功能完整性的前提下，检测化合物对细胞形态、生长、分化、迁移、凋亡、代谢途径及信号转导各个环节的影响，在实验中获取与基因、蛋白及细胞成分相关信息，确定化合物的生物活性和潜在毒性。例如，将毒性药物（浓度为临床使用浓度的30倍）与细胞共孵育3天，然后用荧光染料处理细胞，观测细胞的各项指标（如细胞增殖情况、核膜形态和信号传导通路等）。虽然HepG2细胞永远不能代替人类肝细胞，但是它具有制备方便和稳定性高的优点，已被广泛运用于研究药物毒性和药效学，并且在新药研发中发挥重要作用。

原代肝细胞

随着分离技术和低温贮藏技术的发展，基于原代肝细胞的药物代谢研究变得越来越普遍。原代培养的肝细胞基本维持了体内肝细胞的功能和活性，特别是保留了与体内一致的代谢酶活性，实验具有较好的重现性，已成为体外药物实验的黄金标准。药物在肝脏中的氧化反应或结合反应可在原代肝细胞中进行重现。其他体外系统如肝脏切片无法完全重现药物在肝中的代谢过程。

在24小时以内从肝脏分离得到的原代肝细胞质量是最好的。分离原代肝细胞一般分两个步骤：①配制含有螯合剂但不含钙离子的等渗缓冲液。用预热至体温的缓冲液灌注肝脏，去除血液和所有二价金属。②用预热的含有胶原酶的缓冲液将肝组织解离，直到肝脏包膜下组织出现龟背状裂隙为止。然后，将肝脏离体转移到缓冲液中，用镊子撕除包膜及纤维成分，收集肝细胞悬液，过筛网，低速离心5分钟（离心重复3次）。用培养基重悬后，计算肝细胞的数量和成活率。

一般来说，使用整个肝脏进行原代肝细胞分离只能得到约10%的原代肝细胞。低温冻存（液氮中保存）的原代肝细胞的Ⅰ相酶、Ⅱ相酶和转运体的活性与新鲜分离的原代肝细胞是非常相近的。

分离的肝细胞在体外培养过程中也存在一些问题：①肝细胞活力极不稳定且活性差异较大。原代肝细胞中CYP的表达量每24小时就会损失约一半。冻存的细胞复苏后，转运体的表达和GSH的水平会比新鲜分离的细胞低。不同肝脏捐赠者来源的肝细胞代谢能力等方面是有差异的。为了减少来源差异对实验结果的影响，应至少使用5个不同来源的肝细胞进行实验。同时应当注意疾病（如人变异性克雅病、肝炎和获得性免疫缺陷综合征）对肝细胞质量的影响。②由于肝细胞属于高度分化的细胞，对体外培养环境要求比普通细胞要高。③存活时间短、增殖及传代困难。原代肝细胞的体外培养很难长时间保持高存活率和肝特有功能。夹层胶原"三明治"法通过上、下两层鼠尾胶原使肝细胞形成肝板样结构，更接近于体内环境，可以模拟肝脏的功能，具有更好的体内相关性。所以三明治培养的原代肝细胞是研究药物代谢、代谢酶介导相互作用及化合物致癌性预测的主要体外工具之一。为了更好地模拟肝脏功能，长时间维持肝细胞的代谢活力和大规模培养，国内外实验室还建立了一系列创新的培养方法，如微载体黏附培养法、微囊包裹培养法、球形聚集体培养法、微流体通道培养法和生物反应器培养系统等。

原代肝细胞可以用来研究新化合物的内在清除率。体内内在清除率与游离药物浓度和肝血流速有关。为了模拟药物在体内的蛋白结合情况，有学者在原代肝细胞孵育体系中加入了血清或各种蛋白。另外一种将体内外数据联系起来的方法是体内-体外相关（IVIVC）法（见本书第九章），用数学模型将原代肝细胞数据换算为体内内在清除率。这种方法相对来说更加可靠。此外，原代肝细胞还可以用来研究药物的代谢途径及药物代谢的抑制作用。抑制剂和药物在肝细胞中的浓度应与体内的浓度基本一致。将CYP的特异性底物与抑制剂加入肝细胞孵育体系，可研究时间依赖性抑制和可逆性抑制作用。

许多药物可作为诱导剂，诱导肝脏中代谢酶与转运体mRNA和蛋白质的表达。与完整的肝脏相似，原代肝细胞中也包含了完整的、能响应药物的核受体和细胞质受体，是用于研究药物对代谢酶/转运体诱导作用的理想工具。所有在体内有作用的诱导剂在体外肝细胞中都可以发挥作用。在肝细胞中有诱导作用的化合物在体内也极可能有作用。用肝细胞模型研究药物代谢的诱导和抑制对于预测体内药物相互作用（DDI）有很大帮助。美国FDA规定：当用肝细胞进行研究时，如果新化合物可使CYP的表达增加两倍，或比阳性诱导剂的诱导作用高出40%，则可将该新化合物定义为诱导剂。

肝细胞可用来研究摄取转运体对药物代谢和DDI的影响。通过肝细胞研究发现，西立伐他汀和环孢素产生的DDI归因于对转运体的抑制作用，而不是对代谢的影响。若采用肝细胞来研究外排转运体（如MRP）的作用，则需使用夹层胶原"三明治"法培养肝细胞。

原代培养的肝细胞作为一种体外模型，有其突出的优点：较好地保留和维持了肝细胞的完整形态和代谢活性，可真实反映体内的代谢情况；可在接近生理状态的情况下研究化学物质的代谢及毒性，排除了其他组织器官的影响。人原代肝细胞中CYP含量是HepG2细胞中的$10 \sim 100$倍，是值得信赖的体外模型。

由于人的肝组织来源有限、质量要求较高，且存在一定的医学伦理问题，因此多数实验室使用动物的原代肝细胞开展体外实验，且多采用大鼠和小鼠两种实验动物的原代肝细胞。

第五节　离体肝灌流

离体大鼠肝脏灌流（isolated perfused rat liver，IPRL）作为完整的器官模型被广泛用于评估药物的肝清除和代谢，也可用于测定药物的肝毒性。IPRL模型是一种相对"干净"的肝系统，避免了来自神经和激素调节的影响，也排除了吸收和非肝脏清除途径（如肾排泄和呼吸作用）的影响。完整的离体肝灌流系统由蠕动泵、氧合器和灌流模块等组成（图7-10）。采用经95%氧气（O_2）和5%二氧化碳（CO_2）饱和的37℃恒温Krebs-Henseleit缓冲液（含药物）进行肝灌流，通过调节三通阀可以使灌流体系处于单向或循环状态，并在灌流过程中收集胆汁。C_{in}和C_{out}分别代表流入液和流出液中药物的浓度。

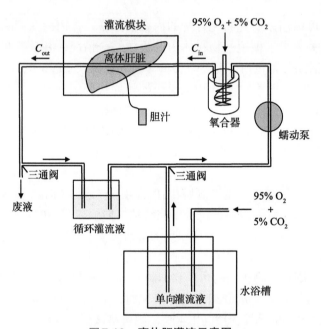

图7-10　离体肝灌流示意图

大致的实验步骤如下：大鼠麻醉后进行胆管插管、肝门静脉插管和下腔静脉插管手术，采用Krebs-Henseleit缓冲液灌注至洗脱液呈淡棕色。小心将肝脏从大鼠体内分离，肝门静脉插管一端连接至灌流模块入口，下腔静脉插管一端连接至灌流模块出口。采用约30 ml/min流速预灌流20分钟至肝脏的胆汁流速恢复后，灌流液中加入牛磺胆酸钠（约10 μg/ml）以维持离体肝脏持续分泌胆汁。采用含测试药物的灌流液灌注，于不同时间点（如0分钟、5分钟、15分钟、30分钟、60分钟、90分钟、120分钟、150分钟和180分钟）分别收集入口和出口处的灌流液（约0.5 ml）。另外，收集不同时间段（如0～0.5小时、0.5～1小时、1～2小时和2～3小时）流出的胆汁，记录体积或重量。实验结束后停止灌流，记录肝脏重量。所有样品低温保存，采用适当的检测方法（如UPLC-MS/MS）检测样品中药物及代谢物含量，所得结果可用于计算药物的肝脏清除率或分析药物的代谢途径。表7-1以牛磺胆酸盐为例展示了单向IPRL模型在计算肝提取率和肝清除率中的应用。循环IPRL模型通常用于测定较难获得（量少）的药物的清除率、药物代谢及血浆蛋白对肝清除率的影响。

表7-1 单向IPRL模型中牛磺胆酸盐的肝提取率和肝清除率

时间（min）	C_{in}（nmol/ml）	C_{out}（nmol/ml）	肝提取率（E）[a]	肝清除率CL_h[b]（ml/min）
15	11	1.1	0.9	27.0
30	21	5.25	0.75	22.5
45	42	14.7	0.65	19.5
69	85	44.2	0.48	14.4
75	172	129	0.25	7.5

注：灌注的牛磺胆酸盐浓度每15分钟升高一次，结果显示牛磺胆酸盐的CL_h随灌注浓度的升高而降低，说明其在肝脏的摄取过程依赖于转运体（可饱和）。实验过程中所测得的胆汁流速约为1.0 μl/（min·g肝脏），与体内胆汁流速相近。

a. $E=（C_{in}-C_{out}）/C_{in}$。

b. $CL_h=E×Q$；Q为流速，等于30 ml/min。

第六节 外翻肠囊模型

药物口服给药的主要吸收部位在小肠，药物能否口服吸收，除了受本身理化性质的影响外，还取决于肠黏膜的构造及肠内酶和肠上皮细胞对药物的代谢转运作用。因此，研究药物在肠内的吸收转运是口服药物开发的重要环节。肠吸收的实验方法有很多。其中，离体外翻肠囊模型制备简单，容易定量，能在同一动物中研究不同肠段的吸收，还能够用于研究生物膜的转运机制，很大程度避免了动物间的个体差异。

外翻肠囊模型的建立

将动物无痛麻醉或实施安乐死后，迅速分离出小肠并去掉肠系膜，用生理盐水或缓冲液冲洗干净，然后根据实验目的将所需肠段分割为若干小段。借助工具（如玻璃棒）将肠段外翻使肠黏膜向外，结扎一端形成肠囊状，灌注人工培养液后结扎另一端，并置于添加有被测物质的培养液中，在37℃富氧空气中培养（图7-11）。可在不同的时间间隔进行采样，测定囊内外被测物质的变化。

为了保证实验过程中肠细胞的活性，需要做到：①小肠从取出到开始培养之间的时间最好不超过15分钟；②培养液要与正常的生理环境相似；③培养温度要与动物体温一致，保持适当的振摇速度（一般80～100次/分）和通气；④操作过程中保证无微生物污染和不受其他有毒有害因素的影响；⑤培养时间要合适（培养时间因动物品种和实验条件有所差异）；⑥监测培养液pH的变化（肠黏膜中ATP酶的作用可能会使缓冲盐溶液酸化）。

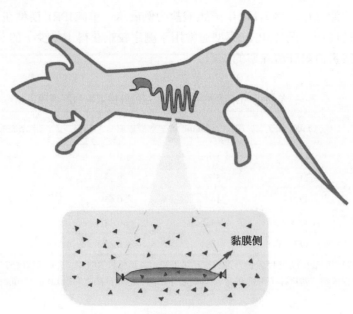

图 7-11　鼠外翻肠囊模型示意图

影响外翻肠囊实验的因素

多种因素会影响外翻肠囊实验结果，如实验因素（时间、pH、温度、通风、底物浓度和获取方法）、动物因素（年龄、种属、性别、饮食和疾病状态）和选取肠段（十二指肠、空肠、回肠和结肠）（表7-2）。

表 7-2　影响外翻肠囊模型功能和结果的因素

实验因素	时间	快速获取肠囊可保持最大的代谢酶和转运蛋白活性
	pH	腔内和介质pH会影响底物的稳定性、溶解度、电离和吸收
	温度	温度的变化会影响被动转运和主动转运的效率
	通风	可促进组织活力
	底物浓度	一些药物在肠囊中表现出浓度依赖性吸收
	处死方法	在组织获取前10～20分钟，因颈脱位而处死的动物的肠段中钙和葡萄糖的运输显著降低。可在麻醉状态下（动物死亡前）采收肠段，避免转运蛋白活性降低
	肠腔形态	肠囊内填充的体积（如不均匀或紧密填充的囊）会影响实验结果
动物因素	年龄	吸收机制和吸收主要部位随年龄增长会发生变化
	种属	不同物种可能具有不同的酶和转运蛋白、不同的解剖学和生理学
	性别	不同的生理和激素
	饮食	饮食引起营养吸收的变化。饥饿状况可能影响肠道中的酶活性，影响酶底物的吸收
	疾病/毒性	影响转运蛋白的表达。渗透率也随之变化
	慢性治疗	慢性病中长期治疗可能会影响后续使用药物的药代动力学
肠段	十二指肠	不同肠段的转运体/代谢酶种类及表达水平有较大差异
	空肠	
	回肠	
	结肠	

外翻肠囊模型的应用和局限性

可用于建立外翻肠囊模型的实验动物包括大鼠、小鼠、青蛙、兔、豚鼠、金鱼、猪和绵羊等，其中大鼠外翻肠囊最为常用。大鼠外翻肠囊模型在长春新碱和多柔比星的P-gp外排机制研究中具有良好的重现性，表明大鼠外翻肠囊是研究P-gp底物转运和筛选P-gp修饰剂的有效工具。

此外，外翻肠囊模型还被应用于各种药代动力学属性和药效学研究，包括测定药物渗透性，明确药物转运机制，阐明转运药物的转运体，评估药物在不同肠道的吸收速率和程度，筛选药用赋形剂和制剂以提高口服生物利用度，研究疾病状态对药物吸收及转运蛋白表达的影响，筛选安全有效的外排泵抑制剂等。

然而，外翻肠囊模型具有以下局限性：①离体肠段细胞的存活能力有限；②体外条件下转运体和代谢酶活性会减弱；③缺乏对药物做出反应的能力（如神经反应）；④外翻的肠囊含有肌层黏膜，可能降低药物的转运。

第七节　单向肠灌流模型

单向大鼠（或小鼠等）肠灌流模型采用的是原位灌流方法。实验过程中（一般持续3小时左右），大鼠处于麻醉状态，肠血液供应得以维持（图7-12）。肠灌流模型常被用于药物小肠吸收与代谢机制的研究，也是FDA认可的用于评价药物渗透性［按照生物制药分类系统（BCS）将药物归类］的工具之一。其最大的特点是可以同时评价药物在不同肠段（十二指肠、空肠、回肠及结肠）的吸收与代谢。由于转运体与代谢酶在不同肠段的表达存在差异（如多肽转运体在十二指肠表达最高，在结肠表达最低），因此测定不同肠段药物吸收与代谢机制具有重要意义，尤其是在需要对药物是否适合制备成缓释制剂做出判断的情形下。

肠灌流实验需要将待研究的肠段两端从和它相连的部分切断，但不切断血管和神经，以保证肠道神经和内分泌输入的完好无损，同时保证血液和淋巴液的供应。药物透

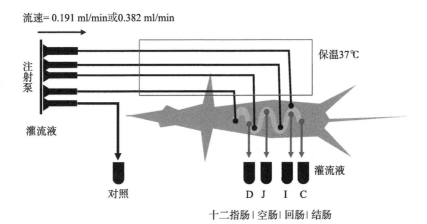

图7-12　肠灌流实验示意图

过上皮细胞后即被血液运走，同时还能避免胃内容物、消化管固有运动等的生理影响，对溶解的药物即以溶液状态给药是一种较好的吸收实验方法，但仅限于溶液状态给药的吸收实验研究。

与Caco-2细胞模型相比，肠灌流模型无法实现从基底面给药，但是由于肠血液有维持供应，肠灌流实验的时间可以持续较长，可适用于慢转运和慢代谢药物的评价。肠灌流模型有完整（更准确）的酶系和转运系统，而Caco-2细胞上一些酶和转运体的表达偏低。此外，在肠灌流的基础上可添加胆管插管，收集胆汁，可评价和比对小肠和肝脏对药物处置的贡献。

在实际灌流条件下，除了肠壁膜层，还有一个紧贴肠壁的水层（边界层）是药物穿透的障碍。因此，药物吸收的总阻力是肠壁膜阻力与水层阻力之和，以渗透率形式（图7-13）表示应为

$$\frac{1}{P_{\text{eff}}}=\frac{1}{P_{\text{aq}}}+\frac{1}{P_{\text{w}}}$$

式中，P_{eff}为有效渗透率；P_{aq}为水层渗透率；P_{w}为肠壁渗透率。

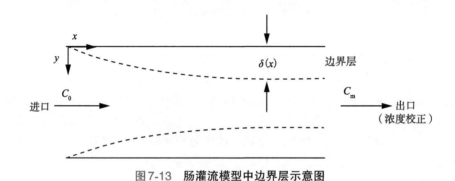

图7-13 肠灌流模型中边界层示意图

在稳态（steady-state）条件下，通常认为吸收的药物量等于药物在灌流液中的损失量（disappearance），因此，有效渗透率（P_{eff}）可通过以下公式计算：

$$P_{\text{eff}}=\frac{\mathrm{d}M}{\mathrm{d}t}\cdot\frac{1}{SC_0}=\frac{Q}{S}\cdot\frac{C_0-C_{\text{m}}}{C_0}$$

式中，$\mathrm{d}M/\mathrm{d}t$为单位时间吸收的药物量，Q为灌流液的流速，S为肠腔侧表面积（$=2\pi rL$，r为肠腔半径，L为肠腔长度），C_0为灌流液初始药物浓度；C_{m}为校正的流出液药物浓度（对灌流液水分损失进行校正）。

然后，在公式中引入参数G_z［Graetz number（格雷茨数），反映流体状态，在大鼠肠灌流模型中常为0.01 ~ 0.1］和药物扩散系数（D），对渗透率进行无量纲化处理：

$$P_{\text{eff}}^{*}=P_{\text{eff}}\cdot\frac{r}{D}=\frac{1-C_{\text{m}}/C_0}{4G_z}\quad\left(G_z=\frac{\pi DL}{2Q}\right)$$

$$D=13.6\times10^{-5}\eta^{-1.4}V_{\text{a}}^{-0.589}$$

在扩散系数计算公式中，η 为水的黏度（$= 0.6915$ cP；1 cP $= 10^{-3}$ Pa·s）；V_a 为药物分子的摩尔体积，可通过 Le Bas 加算法获得［如加巴喷丁（$C_9H_{17}NO_2$）的 V_a 值为 216 cm^3/mol，D 值为 9.61×10^{-6} cm^2/s］。

无量纲水层渗透率（P_{aq}^*）的计算公式为

$$P_{aq}^* = \frac{1}{A \cdot G_z^{1/3}}$$

式中，A 为肠道水层阻力的校正因子：$A = 10.0G_z + 1.01$（$0.004 \leqslant G_z < 0.01$）；$A = 4.5G_z + 1.065$（$0.01 \leqslant G_z < 0.03$）；$A = 2.5G_z + 1.125$（$G_z \geqslant 0.03$）。

无量纲肠壁渗透率（P_w^*）可通过 P_{eff}^* 和 P_{aq}^* 由以下公式计算获得：

$$P_w^* = \frac{P_{eff}^*}{1 - P_{eff}^* / P_{aq}^*}$$

相比 P_{eff} 而言，P_w 更能代表内在肠壁膜渗透率（去除了水层对吸收的影响）。如 P_w^* 值大于 1，说明药物吸收良好（吸收率 > 75%）。

肠灌流模型除可用于计算药物的渗透率外，还可用于研究药物代谢：一方面可鉴定产生的代谢物，监测代谢物的产生速率（肠腔与胆汁代谢物量）；另一方面，采用特异性抑制剂，可评价和研究负责转运代谢物的外排转运体。在正式实验前，通常需进行预灌流（30分钟），使药物吸收与代谢达到稳态。正式实验中，分四个时间段（各30分钟）收集灌流液或胆汁，监测各时间段内药物的渗透率与代谢物产量，以计算均值和评估稳态情况。

第八节 体内药代动力学实验

体内药代动力学研究的对象可为人和动物。相比于动物，对人的采样仅限于血液、尿和粪便。通过对药代动力学样本的检测，可鉴定药物在体内的代谢物，归纳药物的代谢途径，分析药物的肾脏和胆汁排泄情况，以及测定药物在各组织器官的分布（限于动物）。并且可通过动力学模型构建和数据拟合，对药物消除和转运分布参数进行定量，以比较不同药物的药代动力学参数的差异。由于动物体内药代动力学实验更具广泛性，本节主要介绍动物体内药代动力学实验相关的知识点，但其中一些内容也普遍适用于人体内药代动力学研究，如样品的收集与处理。

实验动物的选择

一般选用成年健康的动物进行实验。常用的实验动物有小鼠、大鼠、豚鼠、兔、犬、小型猪和猴等。选择实验动物前，可先采用体外模型比较动物与人代谢的种属差异，包括代谢反应类型的差异和代谢产物种类及产量的差异。然后，优先选择与人类药代动力学性质相似的动物。一般尽量选择相同性别的动物进行实验（研究雌雄差异的实验除外）。口服给药不宜选用食草类动物或与人胃肠道情况差异较大的动物，如兔和反刍动物。动物在实验前应在观察室饲养、适应一段时间，一般至少为 3～5 天。

实验动物数的确定

动物的数量可根据研究目的、所需样本及测定方法等而定。尽可能从同一动物个体多次取样，避免多只动物合并样本，以减少个体误差。如由多只动物的数据共同构成一条血药浓度-时间曲线，应相应增加动物数，以反映个体差异并减少对实验结果的影响。一般以血药浓度-时间曲线的每个采样时间点不少于5个数据（8～10个为佳）为限计算所需动物数。如用犬、猴等大型实验动物，同一动物多次采血，每个采血点至少包含3只动物。如果单只动物采样一次即会影响后续取样的样本质量，此时每只动物取样一次即可。

样本量可以通过功效分析（power analysis）得到。功效分析是在给定置信度的情况下，估算达到给定效应值时所需的样本量。样本量的估算需要先确定实验研究类型（如样本与总体比较、两样本比较和多样本比较）及差异比较的检验方法（如t检验、卡方检验、单因素方差分析和相关性分析）。在确定检验方法后，有4个参数：显著性水平（α，一般取0.05，有单侧和双侧检验之分）、效应量（effective size，指两组间的效应差异）、样本量（sample size）和检验效能（power，$1-\beta$，通常取0.80、0.90和0.95，不宜低于0.75）。若知道以上4个参数的任意3个，就可以计算出第四个参数。功效分析可用一个简单的Excel插件进行（读者可通过发送邮件至510043328@qq.com索取）。举例来说，实验需要比较腹腔注射给药后，药物在两种不同基因型小鼠（野生型和敲除鼠）中AUC的差异，问：需要多少只小鼠进行实验才能保证结果的合理性？首先，需用小鼠进行预实验，测定两个实验组的AUC值，计算允许误差$\delta=|$野生型小鼠AUC均值－敲除鼠AUC均值$|$。将两个实验组的标准差S_1、S_2合并得到$S=$SQRT$[(S_1^2+S_2^2)/2]$。设定$\alpha=0.05$，$1-\beta=0.80$。将上述得到的数值输入Excel程序的单元格，即可得到需要的样本数（n）。如果不确定两种基因型小鼠AUC值间高低时，则采用双侧检验，至少需要9只小鼠进行实验（图7-14）。如果进行过预实验，已大概知道两种小鼠AUC值的大小关系，则可使用单侧检验，至少需要3只小鼠进行实验（图7-14）。由于考虑到在实验过程中可能有样本损失，应在计算得到的样本量的基础上

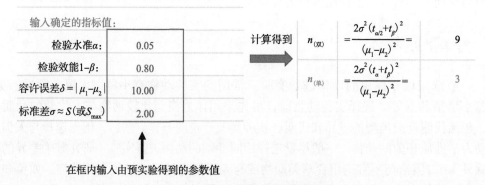

图7-14　实验所需样本量的计算

再加10%～20%的样本量。该插件还可估算其他实验条件的样本量，如抽样调查时估计总体率时的样本量、重复测量设计时的样本量和生存分析中的样本量等。

给药剂量

所设置给药剂量组别越多，高低剂量范围越大，越有利于全面了解受试动物的药代动力学变化规律。受实验条件限制，组数不便增加时，应尽量保持高低剂量组之间较大的跨度，避免过于集中。动物体内药代动力学研究应设置至少三个剂量组（低剂量、中剂量和高剂量）。低剂量与动物最低有效剂量基本一致，高剂量接近最低中毒剂量，中高剂量根据低剂量按一定比例增加。评估在所设剂量范围内药代动力学过程属于线性还是非线性，有利于解释药效学和毒理学行为，并为新药开发和研究提供有意信息。

实验给药剂量的确定可以查阅文献，参考他人的使用剂量。当文献中没有所用实验动物的剂量而有其他动物的剂量时，可以将不同实验动物之间或实验动物与人之间的给药剂量进行换算。表7-3列出了人和动物间按体表面积折算的等效剂量比值。使用该表可将人的临床剂量转换为实验动物的剂量。在表中找到相应动物与人的折算系数，将人的剂量乘以折算系数，再乘以人与动物的体重比，就可得到在动物中的给药剂量。例如，某药物在人的临床使用剂量为 D mg/kg，换算成大鼠的剂量 $= D$ mg/kg$\times$70 kg$\times$0.018/0.2 kg $= 6.3\,D$ mg/kg，即大鼠的等效剂量相当于人的6.3倍。需要注意的是，人的临床剂量常以 mg/d 来表示，这时需要把它转化为 mg/kg 再进行折算。该方法表面上是以动物体重比来计算剂量，但实际上这个折算系数已经包含了体重与体表面积的折算关系，因此从本质上来说该方法还是按体表面积来折算剂量。应当注意，使用该折算关系的前提是，动物对某种药物的敏感程度是相同的。然而，药物的药理和毒理特性在不同物种间极可能存在差异，因此该剂量只能作为一个参考值进行预实验，用来摸索更合理的给药剂量。

表7-3　人和动物间按体表面积折算的等效剂量比值

	小鼠 （20 g）	大鼠 （200 g）	豚鼠 （400 g）	兔 （1.5 kg）	猫 （2.01 kg）	猴 （4.01 kg）	犬 （12 kg）	人 （70 kg）
小鼠	1.0	7.0	12.25	27.8	29.7	64.1	124.2	387.9
大鼠	0.14	1.0	1.74	3.9	4.2	9.2	17.8	56.0
豚鼠	0.08	0.57	1.0	2.25	2.4	5.2	10.2	31.5
兔	0.04	0.25	0.44	1.0	1.08	2.4	4.5	14.2
猫	0.03	0.23	0.41	0.92	1.0	2.2	4.1	13.0
猴	0.016	0.11	0.19	0.42	0.45	1.0	1.9	6.1
犬	0.008	0.06	0.10	0.22	0.23	0.52	1.0	3.1
人	0.026	0.018	0.031	0.07	0.078	0.06	0.32	1.0

给药途径

实验动物常用的给药方式有口服、静脉注射、腹腔注射、皮下注射、肌内注射、脑室内注射、皮内注射和鼻腔给药。其中，口服、静脉注射和腹腔注射是最常用的给药途径。灌胃是口服给药的常用方式，其药物循环途径为食管→胃→小肠→小肠毛细血管（吸收入血）→空肠、回肠静脉→肠系膜上静脉→肝门静脉→肝→肝静脉吸收进入血液循环。根据口服给药后药物在体内的过程，可得到重要的药代动力学参数 C_{max}、T_{max} 和 $t_{1/2}$。C_{max} 是口服给药后观测到的最大药物浓度，T_{max} 是达峰时间，$t_{1/2}$ 是药物消除一半所需要的时间（即半衰期）。药物口服后的半衰期可能受其吸收速率和消除速率的影响，通常与静脉注射后的半衰期相似或更长。

给药溶剂

通常来说，pH为6.8的等渗无菌水是血管内给药的最佳溶剂。然而，许多药物在水中的溶解不佳或稳定性不好，因此很少仅用纯水来溶解药物。通常在水中加入二甲基亚砜（DMSO）、乙醇、聚乙二醇400（PEG400）、植物油和增溶剂β-环糊精，以增强药物在水中的溶解度。需要注意的是，加入的助溶剂可能会影响药物的药代动力学特性（通过影响代谢酶的活性或造成溶血）、药理作用和毒性反应。一般情况下，有机助溶剂的体积不能超过给药总体积的20%。通过调节给药溶剂的pH使其呈弱酸性或弱碱性，可以提高药物的水溶性，但是应当注意pH对药物在水溶液中稳定性的影响。给药溶液的黏度（流动性）需适宜注射，不可过黏。

给药体积

静脉给药体积：对于静脉注射来说，确定一个合适的注射体积非常重要。注射体积太大会导致注射时间过长，体积太小会导致药物很难完全溶解。对于实验动物（如兔、猴和犬）来说，单次静脉注射的最大体积约为1 ml/kg体重。小鼠的最大单次注射体积约为每只动物0.3 ml。大鼠的最大单次注射体积约为每只动物0.5 ml。小型实验动物24小时持续静脉滴注的体积每小时不能超过4 ml/kg体重。

对于口服给药（灌胃）来说，药物以溶液形式进行给药较好，当然混悬剂也是可以接受的。小型实验动物如大鼠，在禁食条件下灌胃体积最大可为10 ml/kg体重，在非禁食条件下的最大灌胃体积为5 ml/kg体重。小鼠灌胃体积一般为0.1～0.8 ml，最大不能超过0.9 ml，否则会对动物造成伤害。若给药体积过小，很可能造成剂量不准确，影响数据的重现性。

给药后的样品收集

在药代动力学研究中以血浆和血清样本最为常用。此外，组织、尿液、粪便和胆汁也可作为检测样品。

血样

血样包括血浆（plasma）、血清（serum）和全血（whole blood），其中最常用的是血浆。血浆与血清样品的区别为血浆是从用肝素等抗凝剂处理后的血液分离出来的上清液，其中含有纤维蛋白原；而血清是血液自然凝固后分离出来的上清液，无纤维蛋白原。目前选择较多的生物样品是血浆，但是如果血浆中含有的抗凝剂对药物的测定有影响，则选择血清作为待测样品。制备血浆时，将采集的血液置于含抗凝剂的试管中，在4℃的条件下以2500～3000转/分离心5～10分钟，所得淡黄色上清即为血浆。常用的抗凝剂为肝素，一般1 ml血液需要肝素0.1～0.2 mg或20 IU左右（1 mg相当于126 IU）。在实际的操作过程中，并不需要精确控制抗凝剂的加入量。制备所得血浆应于-20℃（-80℃更佳）的条件下保存，使用时只需将冷冻保存的血浆于37℃的水浴中复融5～10分钟即可。在制备血清时，将采集来的静脉血于37℃静置1小时左右，使血液凝结，用玻璃棒轻轻拨落凝固在试管壁上的血块（此过程尽量避免血细胞破裂），然后于2500～3000转/分离心5分钟左右，上层澄清的淡黄色液体即为血清。

组织器官样品

药物在组织器官中的分布情况是药代动力学的重要信息。组织器官样品包括动物的心、肝、脾、肺、肾、脑等。组织器官样品在测定之前，需进行匀质化，然后再用适当的方法提取药物或制备亚细胞组分。匀浆是组织样品匀质化最常用的方法。匀浆时，首先加入约样品重量5倍的匀浆介质（通常为生理盐水），然后在刀片式匀浆机或玻璃组织匀浆器中匀浆，使待测药物充分溶解，最后再用适当的方法提取药物。匀浆介质在使用时需将pH调至7.4左右。此外，根据实验要求不同，可加入5～50 mmol/L的Tris或HEPES等匀浆缓冲液。

尿样

尿液主要用于测定药物回收、药物肾清除率及研究代谢物类型。药物以原型或代谢物形式排出。尿液药物的浓度高、收集量大，但尿药浓度变化较大、成分复杂。尿液中具有紫外吸收的化合物就达数十种，其中部分能随药物一起混入提取物中。当采用HPLC-UV测定时，常出现较大的紫外吸收杂质峰。因此，分析尿药浓度时，应选择合适的萃取条件，使样品充分净化后再测定。收集到的尿液应低温（-20℃）保存并尽快进行测定，长期搁置会出现盐析，并有细菌繁殖。

静脉给药后采血

如果想要得到完整的药时曲线，取7个（至少5个）时间点比较合适。为了估算C_0（即在0时间点的血浆浓度），需要在给药后较短的时间内（15分钟内）至少取两个点。C_0的估值对于计算AUC非常有用。为了得到药物半衰期，在给药后的消除期需要至少取3个点。一般来说，处于消除期的第一个时间点和最后一个时间点的间隔要大于预测半衰期的两倍（图7-15）。

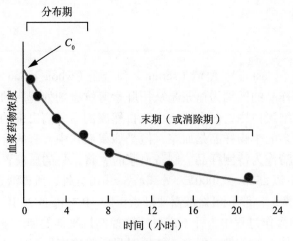

图 7-15 静脉给药实验采血点示例

采血体积：对于小型实验动物来说，1周内的取血量一般不可超过体内总血量的10%，极端情况下最多也不可超过体内总血量的20%（前提是不会造成出血性休克或组织缺氧）。小鼠和大鼠的总血量分别约为1.5 ml和16 ml。动物被取总血量的20%后需要3～4周进行恢复。

尿液收集

对于小型实验动物，尿液收集的时间一般持续24小时。收集尿液对于研究药物的肾清除率非常重要。相对而言，在尿液中检测代谢物比在血中检测代谢物更加容易，因为代谢物在尿液中的含量较高。肾清除率（CL_r）等于尿液中原型药浓度与AUC的比值。非肾清除率（CL_{nr}）是指药物通过其他组织如肝、肺和肠进行清除的速率，等于系统清除率（CL_s）减去肾清除率（CL_r）。一般来说，非肾清除率可被视为与肝清除率相近，因为肝脏是主要的药物代谢清除器官。

血管外给药后采血

血管外给药的方式所得到的血药浓度-时间曲线包括药物的吸收期、平衡期（达峰时间附近）和消除期。采样点设计需兼顾这3个时间段，并尽可能减少对实验动物的伤害。如果想要得到完整的药时曲线，取7个（至少5个）时间点比较合适。在T_{max}前取1～2个点，在T_{max}之后（消除期）至少取3个点。为了合理估算$AUC_{0\sim\infty}$，T_{max}之后取点需至少跨越3个半衰期（图7-16）。采样至少持续到浓度为C_{max}的1/20～1/10。为保证最佳采样点，在正式实验前，选择2～3只动物进行预实验，然后根据预实验结果，审核并修正原设计的采样点。

口服药物吸收受到多种因素影响：①食物的影响。具有肝肠循环特性的药物在禁食动物和自由饮食动物中的暴露量有很大差异。②在某些情况下饮水会对药物的暴露水平产生影响。例如，当给药溶液中含有PEG400时，饮水会导致药物产生沉淀同时降低其吸收。③啮齿类动物的粪食性（以它们自己的粪便为食）会影响药物的吸收。可以将动物置于代谢笼，使动物与粪便分离来解决粪食性问题。

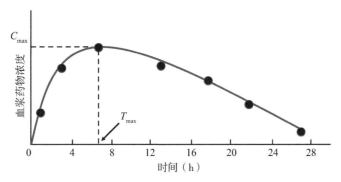

图 7-16 血管外给药实验采血点示例

样品处理方法

收集得到的血浆、组织匀浆、尿液和粪便等，经过适当的处理，去除一些干扰性杂质后才能达到药物测定的条件。建立一个简便、快速、经济、实用的样品处理方法需要综合考虑各方面的因素，如药物的理化性质、存在形式、检测仪器的灵敏度和生物样品类型等。常用的处理方法如下。

液-液萃取法

液-液萃取法是较为经典的生物样品处理方法之一。多数药物在有机溶剂中的溶解度远大于在水中的溶解度，而血样和尿样中含有的大多数内源性杂质是强极性的水溶性物质，因此使用有机溶剂萃取可除去大多数的杂质，将疏水性强、极性较低的药物高效率地萃取出来。与其他方法相比，液-液萃取法是目前最常用的一种处理方法。

蛋白沉淀法

对于含极性较高药物的样品，通常选用合适的有机溶剂使蛋白沉淀。蛋白沉淀法操作简单，提取回收率高，但是对内源性物质的去除不够理想。

固相萃取法

固相萃取（solid-phase extraction，SPE）是近三十年来迅速发展的一种样品处理技术，广泛应用于环境、食品、药物、临床化学、生化分析和有机合成等领域。固相萃取按照保留机制的不同主要分为三类：反相固相萃取、正相固相萃取和离子交换固相萃取。其中，反相固相萃取应用较多，可满足绝大多数生物样品的分离纯化；一些强极性物质可选择正相固相萃取；而可电离的物质一般选择离子交换固相萃取。

（1）反相固相萃取：适合于分离低极性到中等极性的物质，分析物通过范德瓦耳斯力或色散力与硅胶表面官能团吸附在一起，极性洗脱溶剂（一般为水溶性基质）洗脱时，分析物能保留在固相萃取柱中，然后选择合适的非极性溶剂，破坏分析物的吸附，将其洗脱下来。洗脱样品时一般采用甲醇或乙腈。

（2）正相固相萃取：用于极性化合物的分离纯化，正相萃取的填料为极性官能团键合硅胶相，包括丙氰基、二醇基硅胶键合相等。在正相条件下，分析物的极性官能团与吸附剂表面的极性官能团，通过氢键、π-π 相互作用、偶极－偶极相互作用和偶极－诱导偶极相互作用等吸附在一起。因此，在洗脱时，应选择比样品本身极性更大的溶剂去破坏这种作用力，分析物才能随之被洗脱。此外，未经衍生化的硅胶填料也可用于正相萃取。硅胶极亲水，必须保持干燥，这就要求所分析的样品必须无水。多数情况下，硅胶仅作为一种吸附剂，分析物不停留在硅胶上，而不要的杂质则被吸附在硅胶上随之弃去。这种过程称为样品前处理。

（3）离子交换固相萃取（ion exchange SPE）：极性大、可电离的物质很难在反相柱中保留，此时可选择离子交换固相萃取。离子交换固相萃取的基本原理是静电吸引，即化合物上的带电基团与键合硅胶上的带电基团相互吸引。弱酸性的药物，可在中性或碱性条件下用卤化季铵盐或丙氨基键合相硅胶管萃取，用水淋洗后，用酸性溶液洗脱；而弱碱性药物则可用磺酸基或碳酸基键合相硅胶管分离。

超临界流体萃取法

任何一种物质都存在气、液、固三种相态。气、液两相呈平衡状态的点称为临界点，在临界点的温度和压力分别称为临界温度（T_c）和临界压力（P_v）。物质在到达临界点时，会出现液体与气体界面消失的现象，此时会出现流体的密度、黏度、溶解度、热容度和介电常数等物理性质的急剧变化，这样一种温度和压力均处于临界点以上的液体便称为超临界流体（supercritical fluid，SF）。SF 同时具有液体和气体的双重特点，既有液体良好的溶解能力，又有气体良好的流动性和传质性。在临界点附近，压力和温度的少量变化即可显著改变流体的溶解能力，极好地控制成分分离过程。SF 在通常状态下可成为气体，因此萃取后溶剂立即变成气体逸出，可达到富集的目的。同时 SF 也替代了传统的有毒、易挥发、易燃的有机溶剂。

参 考 文 献

徐运杰，方热军，2009. 外翻肠囊法的应用研究. 饲料研究，2（9）：12.

Alam MA，Al-Jenoobi FI，Al-Mohizea AM，2012. Everted gut sac model as a tool in pharmaceutical research: limitations and applications. J Pharm Pharmacol，64（3）：326-336.

Avdeef A，2005. The rise of PAMPA. Expert Opin Drug Metab Toxicol，1（2）：325-342.

Avdeef A，Bendels S，Di L，et al，2007. PAMPA—critical factors for better predictions of absorption. J Pharm Sci，96（11）：2893-2909.

Bermejo M，Avdeef A，Ruiz A，et al，2004. PAMPA—a drug absorption *in vitro* model 7. Comparing rat *in situ*，Caco-2，and PAMPA permeability of fluoroquinolones. Eur J Pharm Sci，21（4）：429-441.

Bouër R，Barthe L，Philibert C，et al，1999. The roles of P-glycoprotein and intracellular metabolism in the intestinal absorption of methadone: *in vitro* studies using the rat everted intestinal sac. Fundam Clin Pharmacol，13（4）：494-500.

Cummins CL，Salphati L，Reid MJ，et al，2003. *In vivo* modulation of intestinal CYP3A metabolism by P-glycoprotein: studies using the rat single-pass intestinal perfusion model. J Pharmacol Exp Ther，305（1）：

306-314.

Dixon RL，Shultice RW，Fouts JR，1960. Factors affecting drug metabolism by liver microsomes. IV. Starvation. Proc Soc Exp Biol Med，103：333-335.

Doluisio JT，Billups NF，Dittert LW，el al，1969. Drug absorption. I . An *in situ* rat gut technique yielding realistic absorption rates. J Pharm Sci，58（10）：1196-1200.

Gerlowski LE，Jain RK，1983. Physiologically based pharmacokinetic modeling：principles and applications. J Pharm Sci，72（10）：1103-1127.

Gibaldi M，Weintraub H，1971. Some considerations as to the determination and significance of biologic half-life. J Pharm Sci，60（4）：624-626.

Hewitt NJ，Hewitt P，2004. Phase I and II enzyme characterization of two sources of HepG2 cell lines. Xenobiotica，34（3）：243-256.

Hewitt NJ，Lechón MJ，Houston JB，et al，2007. Primary hepatocytes：current understanding of the regulation of metabolic enzymes and transporter proteins，and pharmaceutical practice for the use of hepatocytes in metabolism，enzyme induction，transporter，clearance，and hepatotoxicity studies. Drug Metab Rev，39（1）：159-234.

Irvine JD，Takahashi L，Lockhart K，et al，1999. MDCK（Madin-Darby canine kidney）cells：A tool for membrane permeability screening. J Pharm Sci，88（1）：28-33.

Kwon Y，2001. Handbook of essential pharmacokinetics，pharmacodynamics and drug metabolism for industrial scientists. Springer Science & Business Media.

Lea T，2015. Caco-2 Cell Line. The Impact of Food Bioactives on Health：*in vitro* and *ex vivo* models. Cham（CH）：Springer.

Pham-The H，Cabrera-Pérez MÁ，Nam NH，et al，2018. In Silico assessment of ADME properties：advances in Caco-2 cell monolayer permeability modeling. Curr Top Med Chem，18（26）：2209-2229.

Rubin A，Tephly TR，Mannering GJ，1964. Kinetics of drug metabolism by hepatic microsomes. Biochem Pharmacol，13：1007-1016.

Schurgers N，Bijdendijk J，Tukker JJ，et al，1986. Comparison of four experimental techniques for studying drug absorption kinetics in the anesthetized rat *in situ*. J Pharm Sci，75（2）：117-119.

Suresh K，Chandrashekara S，2012. Sample size estimation and power analysis for clinical research studies. J Hum Reprod Sci，5（1）：7-13.

Thabrew MI，Hughes RD，McFarlane IG，1997. Screening of hepatoprotective plant components using a HepG2 cell cytotoxicity assay. J Pharm Pharmacol，49（11）：1132-1135.

Wilkening S，Stahl F，Bader A，2003. Comparison of primary human hepatocytes and hepatoma cell line Hepg2 with regard to their biotransformation properties. Drug Metab Dispos，31（8）：1035-1042.

Zakeri-Milani P，Valizadeh H，Tajerzadeh H，el al，2007. Predicting human intestinal permeability using single-pass intestinal perfusion in rat. J Pharm Pharm Sci，10（3）：368-379.

第八章

动力学模型构建

第一节 酶动力学模型

酶动力学研究重点关注的是催化反应速率与底物浓度的关系。采用数学方程对速率–浓度间关系进行拟合操作也称为"酶动力学建模"。其中，可定量描述速率–浓度间关系的数学方程：$y = f(x)$；x为自变量［底物和（或）抑制剂浓度］，y为应变量（代谢反应初始速率），称为"酶动力学模型"。酶动力学模型通常是非线性方程，最常见的酶动力学模型为米氏方程（Michaelis-Menten equation）（矩形双曲线）。

最初的米氏方程是基于快速平衡（rapid equilibrium）理论推导而得的。该假说认为，底物与酶迅速结合，形成ES复合物，而ES分解、形成产物的速率相对较慢（$K_s \gg K_{cat}$）。因此，ES分解不影响ES复合物产生的平衡状态。该假说下米氏方程推导过程如图8-1所示，其中，K_s为解离常数或平衡常数；K_{cat}为催化速率常数；V_{max}（$= K_{cat}[E]_t$）为最大反应速率；v_0为初始反应速率。

$$E + S \underset{}{\overset{K_s}{\rightleftharpoons}} ES \overset{K_{cat}}{\longrightarrow} E + P$$

$$K_s = \frac{[E][S]}{[ES]} \quad \text{快速平衡}$$

$$K_s = \frac{([E]_t - [ES])[S]}{[ES]}$$

$$([E]_t - [ES])[S] = K_s[ES]$$

$$[ES] = \frac{[E]_t[S]}{K_s + [S]}$$

$$v_0 = K_{cat}[ES] = \frac{K_{cat}[E]_t[S]}{K_s + [S]} = \frac{V_{max}[S]}{K_s + [S]}$$

图 8-1 稳态假设下的米氏方程推导过程

$[E]_t$，酶总浓度

由上可知，当代谢酶催化效率较高（即K_{cat}值较大）时，快速平衡假说不成立。此外，根据快速平衡理论，K_s为解离常数（反映酶–底物结合的强度），K_s值越小，酶催化越有效（酶达到最大催化速率一半所需的底物浓度越小）。但是，根据热力学定律，酶–底物结合的稳定度增强（K_s值越小），反应速率将会减小（因为处于基态的底物稳定度被增强）。有效的代谢反应需要酶结合底物，但结合强度不能过高。为解决存在的冲突，必须改善初始模型。改良模型包含两个速率常数：K_1为ES的形成速率常数；K_{-1}为ES的解离速率常数。基于稳态（steady-state）理论，改良的米氏方程推导过程如下图8-2所示，其中，K_2为催化速率常数；V_{max}（$=K_2[E]_t$）为最大反应速率；v_0为初始反应速率。

$$E + S \xrightleftharpoons[K_{-1}]{K_1} ES \xrightarrow{K_2} E + P$$

$$\frac{d[ES]}{dt} = K_1[E][S] - K_{-1}[ES] - K_2[ES] = 0$$
$$\text{稳态}$$

$$K_1[E][S] = K_{-1}[ES] + K_2[ES]$$

$$K_1([E]_t - [ES])[S] = K_{-1}[ES] + K_2[ES]$$

$$[ES] = \frac{[E]_t[S]}{\dfrac{K_{-1} + K_2}{K_1} + [S]}$$

$$令 \quad K_m = \frac{K_{-1} + K_2}{K_1}$$

$$v_0 = K_2[ES] = \frac{K_2[E]_t[S]}{K_m + [S]} = \frac{V_{max}[S]}{K_m + [S]}$$

图8-2　改良的米氏方程推导过程

除了经典的米氏方程，代谢酶催化反应有时也会呈现"非典型动力学"（atypical kinetics）特征，包括底物抑制（substrate inhibition）、自身激活（auto-activation）或S形曲线（sigmoidal kinetics）及双相动力学（biphasic kinetics）。动力学曲线形状见图8-3。这些非典型动力学对应的模型方程如下：

$$v = \frac{V_{max} \times [S]}{K_m + [S]\left(1 + \dfrac{[S]}{K_{si}}\right)}$$

上述方程为底物抑制模型。式中，V_{max}为最大反应速率，K_m为米氏常数，K_{si}为底物抑制常数。

$$v = \frac{V_{max} \times [S]^n}{S_{50}{}^n + [S]^n}$$

此为Hill方程，常用于拟合"自身激活型"酶动力学。其中，n为Hill系数（代表S形曲线的弯曲程度），S_{50}值（类似但不等同于K_m）反映酶-底物结合的强度。

$$v = \frac{V_{max1} \cdot [S]}{[S] + K_{m1}} + \frac{V_{max2} \cdot [S]}{[S] + K_{m2}}$$

$$v = \frac{V_{\text{max1}} \cdot [S] + CL_{\text{int}} \cdot [S]^2}{[S] + K_{\text{m1}}}$$

以上两个方程为双相动力学模型。双相动力学，顾名思义，呈现两段不同的动力学曲线［一快（双曲线）—慢（直线）］。模型假设代谢酶具有两个不同的活性位点，一个负责快代谢，另一个负责慢代谢。方程中，K_{m1} 和 K_{m2} 分别为底物结合到两个位点的米氏常数，V_{max1} 和 V_{max2} 分别为对应的最大反应速率。CL_{int} 代表第二段零级（直线）动力学的斜率。

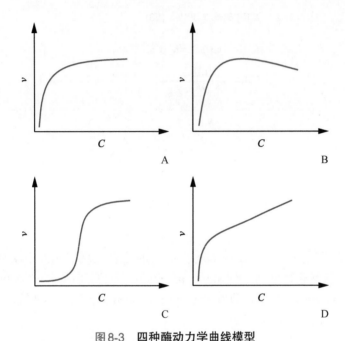

图 8-3　四种酶动力学曲线模型
A. 米氏方程；B. 底物抑制模型；C. 自身激活型动力学；D. 双向动力学模型

为获取动力学参数（如 K_{m} 和 V_{max} 等），需采用动力学模型来拟合实验数据（浓度-反应速率组）。酶动力学模型拟合（建模）其实也就是非线性回归（non-linear regression）。常用 Graphpad Prism 软件（non-linear regression 模块）和自制的 Excel 插件（XL_Kinietics，可通过发送电子邮件至 bj.wu@hotmail.com 索取）进行酶动力学建模。可用来衡量拟合优度的统计学参数包括 R^2（决定系数）、RSS（残差平方和）、赤池信息量准则（Akaike information criterion，AIC）及 SC（Schwarz criterion）等。后两个参数的计算公式中包含了针对复杂模型（参数数量越多的模型被认为越复杂）的惩罚因子，因此更具合理性。除了拟合优度评价，Eddie-Hofstee 图还常用来判断描述实验数据的最佳模型（图 8-4）。

以上讨论了不存在修饰剂、单纯的底物代谢反应动力学模型。在存在修饰剂（modifier，抑制剂或激活剂）的情况下，代谢反应的动力学会比较复杂，其模型也相对复杂。

v
v/C
A
v
v/C
B
v
v/C
C
v
v/C
D

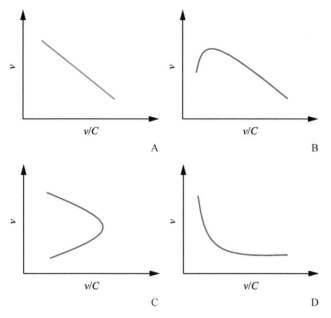

图8-4　Eddie-Hofstee图常用来判断描述实验数据的最佳模型

A. 米氏方程；B. 底物抑制模型；C. 自身激活型动力学；D. 双相动力学模型

本书第一章第一节介绍了四种酶抑制机制模型，这四种模型都是基于底物只有一个结合位点或活性位点（底物代谢动力学符合米氏方程），并且是针对代谢活性抑制的。对于代谢激活，这四个模型显然不适合，需要采用“两位点”机制型模型进行描述。“两位点”模型，顾名思义，即假设酶上存在两个位点：一个为活性位点，另一个为异构位点（allosteric site）。底物只能结合于活性位点，而修饰剂（激活剂）可结合于两个位点。这里具体介绍三种模型：在模型A（图8-5）中，酶与底物结合后，激活剂才能

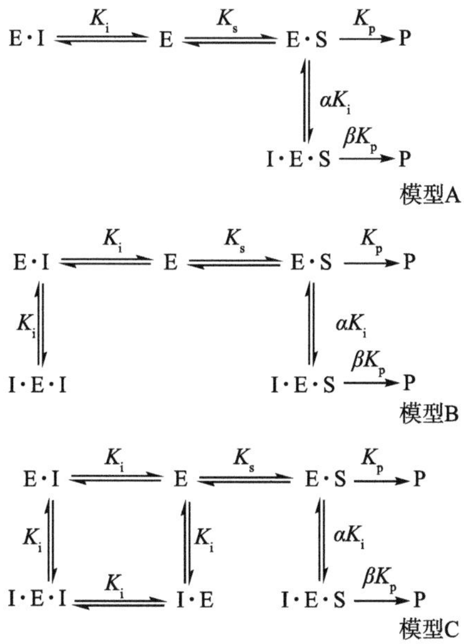

E·I
K_i
E
K_s
E·S
K_p
P
αK_i
I·E·S
βK_p
P
模型A
E·I
K_i
E
K_s
E·S
K_p
P
K_i
αK_i
I·E·I
I·E·S
βK_p
P
模型B
E·I
K_i
E
K_s
E·S
K_p
P
K_i
K_i
αK_i
I·E·I
K_i
I·E
I·E·S
βK_p
P
模型C

$$v=\frac{V_m\cdot\left(\frac{[S]}{K_s}+\frac{\beta\cdot[I]\cdot[S]}{\alpha\cdot K_i\cdot K_s}\right)}{1+\frac{[S]}{K_s}+\frac{[I]}{K_i}+\frac{[I]\cdot[S]}{\alpha\cdot K_i\cdot K_s}}$$

$$v=\frac{V_m\cdot\left(\frac{[S]}{K_s}+\frac{\beta\cdot[I]\cdot[S]}{\alpha\cdot K_i\cdot K_s}\right)}{1+\frac{[S]}{K_s}+\frac{[I]}{K_i}+\frac{[I]^2}{K_i^2}+\frac{[I]\cdot[S]}{\alpha\cdot K_i\cdot K_s}}$$

$$v=\frac{V_m\cdot\left(\frac{[S]}{K_s}+\frac{\beta\cdot[I]\cdot[S]}{\alpha\cdot K_i\cdot K_s}\right)}{1+\frac{[S]}{K_s}+\frac{2[I]}{K_i}+\frac{[I]^2}{K_i^2}+\frac{[I]\cdot[S]}{\alpha\cdot K_i\cdot K_s}}$$

图8-5　三种“两位点”机制型模型

与异构位点结合。在模型B（图8-5）中，酶与底物或激活剂结合后，激活剂才能与异构位点结合。在模型C（图8-5）中，激活剂与异构位点结合无需活性位点占用作为前提。在模型公式中，V_m（$= K_p[E]_t$）为最大反应速率，K_p为有效催化速率常数；K_s和K_i分别为底物与修饰剂的解离常数；常数α衡量酶与底物结合后对与修饰剂结合的解离常数的影响程度；常数β衡量酶与修饰剂结合后K_p的变化程度。

当底物代谢呈现"非典型动力学"（如底物自身抑制和自身激活型动力学，常表明底物具有两个或多个结合位点）时，也需要"两位点"机制型模型（基于快速平衡理论）来描述修饰剂存在下的酶动力学（图8-6）。"两位点"模型假设酶上存在两个结合位点：一个为活性位点，另一个为修饰（抑制或激活）位点。根据修饰剂和底物与酶结

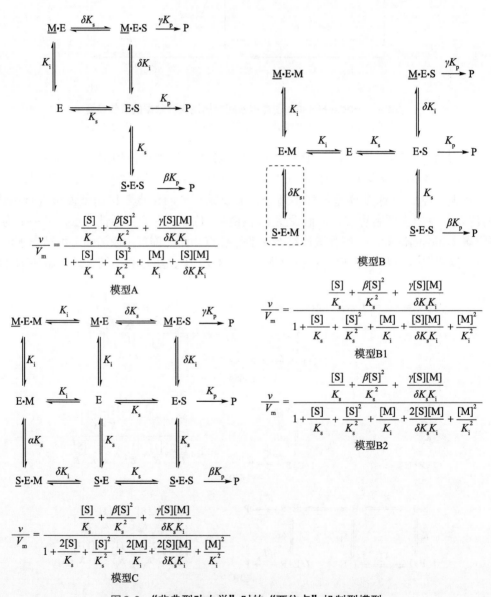

图8-6 "非典型动力学"时的"两位点"机制型模型

合的顺序等不同，可大概分为四种模型。在模型A与B中，底物分子必须与活性位点结合后，另一底物分子才能与抑制位点结合。不同的是，模型A假设修饰剂只与底物竞争抑制位点，而模型B假设修饰剂与底物竞争两位点。在模型B1中，修饰剂结合的活性位点与抑制位点发生重叠，因此酶复合物S·E·M无法形成。而在模型B2中，修饰剂与底物等同地结合于两个位点，酶复合物S·E·M可以形成。模型C假设底物与抑制剂都可结合到两个位点，且结合是可先可后的。在模型公式中，V_m（$= K_p[E]_t$）为最大反应速率，K_p为有效催化速率常数；K_s和K_i分别为底物与修饰剂的解离常数；常数β或γ衡量酶与第二个分子（底物或修饰剂）结合后K_p的变化程度。δ因子衡量第一个底物或修饰剂分子结合后对与第二个分子结合的解离常数的影响程度。

以上反应速率方程的形式与模型图案息息相关，具有一定的规律。方程的左边为v/v_m，方程的右边为一分数形式。其分子为一多项式，每一项也是分数，分别对应能产生代谢物的酶复合物［分子为速率常数变化因子乘以酶复合物组成中底物和（或）修饰剂浓度的乘积，分母为酶复合物形成的解离常数的乘积］；其分母亦为一多项式，各项分别对应酶的存在形式（自由酶和酶复合物），其中1代表自由酶，其他各分数项对应酶复合物［分子为酶复合物组成中底物和（或）修饰剂浓度的乘积，分母为酶复合物形成的解离常数的乘积］。编者实验室通常采用MATLAB软件（Curve Fitting模块）进行复杂酶动力学的建模，该软件模块可实现拟合方程的简易编写。

第二节 药代动力学模型

药代动力学模型（pharmacokinetic model）是指用于定量描述药物的吸收、代谢、分布和排泄过程的数学方程，因此可用于计算药代动力学参数如半衰期（$t_{1/2}$）、消除速率常数（K）、清除率（CL）及药时曲线下面积（AUC）等。基于"房室"（compartment）假设的药代动力学模型也称为"房室模型"（compartmental model），房室内各处的药物浓度值被认为是完全一致的（均一的），房室间存在物质［药物和（或）代谢物］转移。对于传统房室模型，房室是一个"虚拟"的概念，不能与血液循环或组织器官完全画等号。但是，对于生理药代动力学模型，房室与具体的组织是一一对应的。常见的传统房室模型有单室、两室和三室模型，其模型图案（盒子代表房室）如图8-7所示。单室（one-compartment）模型是最基本、最简单的模型，只含有一个房室。两室（two-compartment）模型含有两个房室：一个中央室和一个周边室，中央室与周边室存在物质交流。三室（three-compartment）模型含有三个房室：一个中央室和两个独立的周边室，中央室与周边室存在物质交流（两个周边室不发生物质交换）。

对于简单的药代动力学模型（如单室模型静脉注射和口服给药、两室模型静脉注射给药），浓度–时间关系可以用代数函数的形式（非线性方程）来表示（图8-8）。但是，复杂药代动力学模型（尤其是含有非线性动力学过程）无法用非线性方程来描述。事实上，微分方程（组）才是动力学模型表达的通用形式（图8-7）。各房室物质（药物分子）的总变化（dC/dt）为物质输入速率之和减去输出速率之和（图8-7）。

药代动力学建模主要分为两步：①构建数学模型；②进行数据拟合和参数估算。实际操作需要药代动力学软件，比较受欢迎的软件有WinNonlin、PKSolver（Excel的

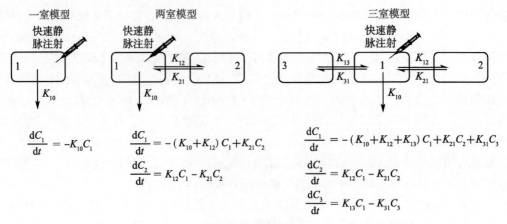

$$\frac{dC_1}{dt} = -K_{10}C_1 \qquad \frac{dC_1}{dt} = -(K_{10}+K_{12})C_1 + K_{21}C_2 \qquad \frac{dC_1}{dt} = -(K_{10}+K_{12}+K_{13})C_1 + K_{21}C_2 + K_{31}C_3$$

$$\frac{dC_2}{dt} = K_{12}C_1 - K_{21}C_2 \qquad \frac{dC_2}{dt} = K_{12}C_1 - K_{21}C_2$$

$$\frac{dC_3}{dt} = K_{13}C_1 - K_{31}C_3$$

图8-7　房室模型

一室模型静脉注射给药：

$$C = C_0 e^{-K_t} = \frac{V}{D} e^{-K_t}$$

一室模型口服给药：

$$C = \frac{FDK_a}{v(K_a - K)}(e^{-K_t} - e^{-K_a t})$$

两室模型静脉注射给药：

$$C = A e^{-\alpha t} + B e^{-\beta t}$$

$$v = \frac{D}{A+B} \qquad K_{21} = \frac{A\beta + B\alpha}{A+B} \qquad K_{10} = \frac{\alpha\beta}{K_{21}}$$

$$K_{12} = \alpha + \beta - K_{21} - K_{10}$$

图8-8　代数函数表示房室模型中浓度-时间关系

D为给药剂量；V为（中央室）房室体积；F为吸收系数；K_a为吸收速率常数；K为消除速度常数；K_{12}、K_{13}为药物从中央室向周边室的转运速度常数；K_{21}、K_{31}为药物从周边室向中央室转运的速度常数；K_{10}为药物从中央室消除的速度常数；α为分布速度常数；β为消除速度常数；A、B为混杂参数

插件）。这些软件提供自带的模型库，包含常规的用于描述血浆浓度-时间曲线的动力学模型（如上述提到的传统单室、两室和三室模型）。然而，这些常规模型不适合特定情况下的药代动力学建模与数据拟合（如细胞动力学）。虽然WinNonlin具有模型自定义功能，但是其模型编写有点难度，也需要花一定时间。编者实验室常用MATLAB（SimBiology模块）软件进行药代动力学建模，该软件可实现药代动力学模型创立与编辑、模型仿真及数据拟合和参数估算，操作简便。以下对SimBiology进行一些介绍。

安装并打开MATLAB软件后，点击"应用程序"，出现图8-9A界面。然后，点击"SimBiology"，进入SimBiology模块（图8-9B）。

通过"Add Model"进入模型构建界面（图8-10）。模型的构成元素有species、reaction和compartment，分别代表物质（如药物或代谢物）、过程（如物质吸收、消除和分布）和房室。reaction在这里泛指物质的变化过程，包括代谢、排泄和分布（前者

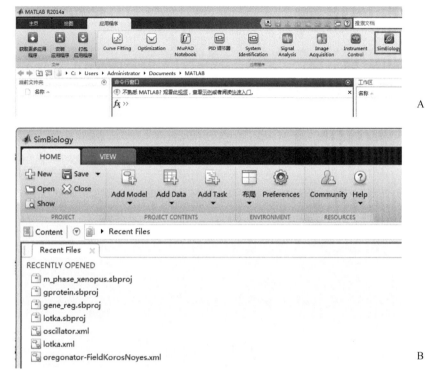

图 8-9　使用 SimBiology 步骤一

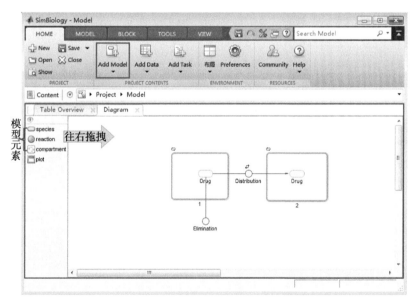

图 8-10　使用 SimBiology 步骤二

为酶促反应，后两者为原型的空间转移）。

　　模型构建好后，通过"Add Task"→"Simulate Model"可对模型进行仿真（Simulation）操作，评估模型参数对浓度曲线的影响（图 8-11）。

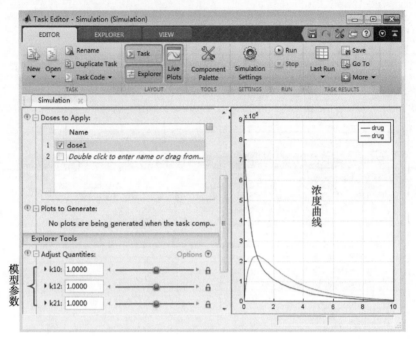

图 8-11　使用 SimBiology 步骤三

　　如果有实验（真实）数据，SimBiolgoy 可对数据进行拟合。首先，通过"Add Data"将存于 Excel 的数据（如图 8-12 所示数据格式）导入到 SimBiology 项目。然后，通过"Add Task"→"Fit Data"调出数据拟合界面（图 8-13），按照要求将要估算的参

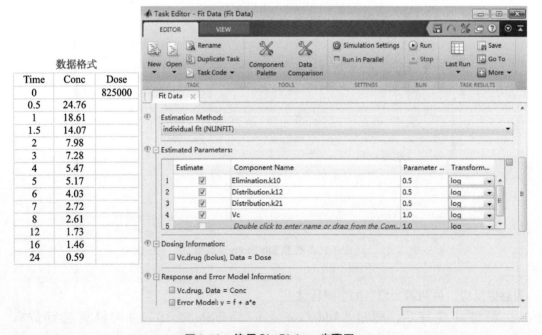

图 8-12　使用 SimBiology 步骤四

数、给药信息及效应项等填好，再点击右上角"Run"键，程序即启动拟合运算，最后给出运算结果（图8-13，只展示了部分拟合结果）。值得注意的是，预设的"初始值"对拟合结果影响很大，为获得合理的结果，常需通过一些手段（如模型仿真）获得合适的"初始值"。

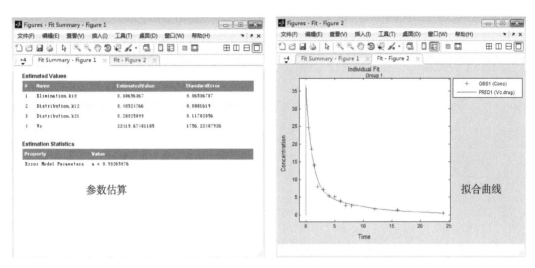

图8-13　使用SimBiology步骤五

参 考 文 献

Burg MB，Kwon ED，Peters EM，1996．Glycerophosphocholine and betaine counteract the effect of urea on pyruvate kinase．Kidney Int Suppl，57：S100-S104．

Goutelle S，Maurin M，Rougier F，et al，2008．The Hill equation：a review of its capabilities in pharmacological modelling．Fundam Clin Pharmacol，22（6）：633-648．

Hofmeyr JH，Cornish-Bowden A，1997．The reversible Hill equation：how to incorporate cooperative enzymes into metabolic models．Comput Appl Biosci，13（4）：377-385．

Jusko WJ，Gibaldi M，1972．Effects of change in elimination on various parameters of the two-compartment open model．J Pharm Sci，61（8）：1270-1273．

Kakkar T，Boxenbaum H，Mayersohn M，1999．Estimation of Ki in a competitive enzyme-inhibition model：comparisons among three methods of data analysis．Drug Metab Dispos，27（6）：756-762．

Lin Y，Lu P，Tang C，et al，2001．Substrate inhibition kinetics for cytochrome P450-catalyzed reactions．Drug Metab Dispos，29（4 Pt 1）：368-374．

Sakoda M，Hiromi K，1976．Determination of the best-fit values of kinetic parameters of the Michaelis Menten equation by the method of least squares with the Taylor expansion．J Biochem，80（3）：547-555．

Trapp S，Matthies M，1995．Generic one-compartment model for uptake of organic chemicals by foliar vegetation．Environ Sci Technol，29（9）：2333-2338．

Tsoukias NM，George SC，1998．A two-compartment model of pulmonary nitric oxide exchange dynamics．J Appl Physiol（1985）．1998 Aug；85（2）：653-666．

Wagner JG，1973．Properties of the Michaelis-Menten equation and its integrated form which are useful in pharmacokinetics. J Pharmacokinet Biopharm, 1（2）: 103-121.

Wang Y, Fang J, Leonard SS, et al, 2004. Cadmium inhibits the electron transfer chain and induces reactive oxygen species. Free Radic Biol Med, 36（11）: 1434-1443.

Wu B, 2011. Substrate inhibition kinetics in drug metabolism reactions. Drug Metab Rev, 43（4）: 440-456.

第九章

体内外相关性

基于体内外临床前数据，对新化合物在人体中的药代动力学特征进行预测对化合物筛选及新药开发具有重要意义。预测结果可以用来筛选具有良好药代动力学特性的化合物，为后续的临床实验提供基础。目前，预测化合物在人体内药代动力学特性的方法包括两种：基于实验动物数据的异速生长模型和基于人体外实验数据的生理学预测模型。

第一节　异速生长模型

异速生长（allometry）模型是应用多种实验动物的体内药代动力学数据来预测人体内的药代动力学特性。不同动物间相似的解剖学、生理学和生物化学性质是异速生长模型可以用于物种间药代动力学外推的基础。

异速生长（也称作相对生长）是用来描述生理功能或药代动力学与动物的体型、体表面积和寿命之间经验关系的模型。许多生理功能，如能量和氧气消耗、代谢、心输出量和心率等与动物的体重和大小相关。因此，假设药物的药代动力学参数（如清除率、分布容积和半衰期）由生理功能（如器官血流速、肾小球滤过率、血液体积和组织重量）控制，那么药代动力学参数也可能与动物体重和大小相关。

异速生长法的应用

进行种间异速生长换算的前提是受生理功能影响的药物处置过程与动物的体重之间存在正相关关系。例如，肝脏血流速可表示为 $55.4 \cdot BW^{0.89}$ ml/min（$r = 0.993$），肝脏重量可表示为 $37.0 \cdot BW^{0.85}$ kg（$r = 0.997$），其中 BW（body weight）表示动物的体重（kg）。事实上，所有物种的肝血流速率约为 1.5 ml/（min·g 肝重）。

对于高肝脏清除率的药物，清除率将主要由肝血流速率控制，因此它的药代动力学特性可以通过异速生长模型描述。通过肾小球滤过的药物，肾清除率也可以用异速生长方程表示。

使用其他物种的体内数据、通过异速生长模型预测人体内的药代动力学需要满足以下条件：①药物处置动力学呈线性；②药物的蛋白结合程度低或结合程度与人相似；③药物主要通过物理或机械过程（如肝血流或肾小球滤过）进行清除；④有足够的动物种类和实验数据，用于建立异速生长方程。

异速生长方程

异速生长方程用于不同物种间外推药代动力学参数：

$$Y = \alpha \cdot X^{\beta} \tag{9-1}$$

式中，Y代表药代动力学参数如清除率和分布容积。X是生理参数，通常为体重。α为异速生长系数。β为异速生长指数。α和β的值可分别由异速方程［式（9-1）］双对数图（以$\lg X$为横坐标，$\lg Y$为纵坐标）的截距和斜率获得（图9-1）。

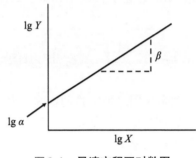

图9-1　异速方程双对数图

例如，实验测得某化合物在大鼠、猴和犬中的系统清除率（CL_s）和稳态分布容积（V_{ss}）的数值如表9-1所示。

表9-1　药物在大鼠、猴和犬体内的系统清除率（CL_s）和分布容积（V_{ss}）及人类相应参数的预测值

	实验测定参数			人类参数预测值
	大鼠	猴	犬	
体重（kg）	0.25	5	10	70
血浆清除率（ml/min）	10.4	95.3	175.7	737
分布容积（L）	0.5	11.7	18	140

以$\lg BW$为横坐标，$\lg CL_s$或$\lg V_{ss}$为纵坐标作双对数图（图9-2），并进行线性拟合，根据截距和斜率可得到$\log \alpha$和β的值，将这两个值带入式（9-2）同时获得如式（9-1）指数形式的方程。再根据已知的人体重，可计算得到人的CL_s和V_{ss}值（即将人体重70 kg代入$CL_s = 30 \cdot BW^{0.75}$和$V_{ss} = 2 \cdot BW^1$）。

$$\lg Y = \lg \alpha + \beta \cdot \lg X \tag{9-2}$$

表9-2总结了哺乳动物生理参数（Y）和体重（X，单位为kg）之间的异速生长关系。

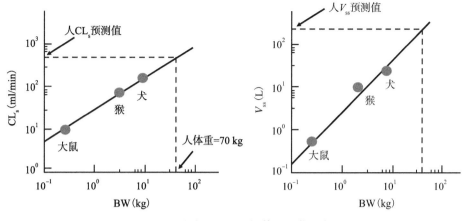

图9-2 异速方程对数法推算人的药代参数

表9-2 哺乳动物生理参数和体重间的异速生长关系

生理参数	α	β
心输出量（ml/min）	166	0.79
肝血流量（ml/min）	55.4	0.89
肾血流量（ml/min）	43.06	0.77
血循环时间（min）	0.35	0.21
CYP量（mg）	33.1	0.84
肾单位数	1.88×10^5	0.62

清除率的异速生长外推

肝脏清除

对于肝清除率高的药物，可以使用异速生长法对不同物种之间的清除率进行推算。而对于肝清除率中等或低的药物，则不适宜用异速生长法推算其他物种的清除率。这是因为这些药物的清除不仅取决于肝血流速度，还取决于其他生理和生物因素（如代谢酶的活性）。例如，对于主要通过肝脏CYP清除并且清除率较低的药物来说，通过异速模型预测得到人体中的清除率往往高于实际测量值。因此，对于这种情况，使用以生理学为基础的预测方法可能更加合适。

肾脏清除

如果不同物种之间药物蛋白结合程度相似，则可以采用异速生长模型对物种之间的肾清除进行相对合理的预测。这是因为药物在肾脏中主要通过物理过滤（肾小球滤过）

或被动扩散进行清除，少部分通过肾小管分泌清除。理化性质和蛋白结合程度可以影响肾中药物被动清除过程。

分布容积的异速外推

与分布容积相关的血液体积和组织质量与动物的体型大小相关，并且组织中蛋白结合的程度在不同物种之间非常相似。因此，可以通过异速生长模型合理预测人体稳态分布容积。

半衰期的异速外推

基于上文推导得到的两个方程 $CL_s = \alpha_1 \cdot BW^{0.75}$ 和 $V_{ss} = \alpha_2 \cdot BW^1$，可得药物的半衰期与体重呈负相关关系（$t_{1/2} = 0.693 V_{ss}/CL_s$）：

$$t_{1/2} \propto BW^{0.25} \tag{9-3}$$

幼态持续

许多例子表明，基于体重的简单异速生长模型不足以准确预测系统清除率。通过将幼态持续（neoteny）的概念引入异速生长方程，可以减少异速生长外推法的偏差。幼态持续指的是通过阻碍体细胞发育而使得生物体成年期保留幼年期的特征，即体细胞的保幼化或延缓动物进入成年期。人类的幼态持续是指在人类成年期保留幼年期的体型和生长速度。人类在体重达到最终体重约60%时进入青春期，而大多数其他哺乳动物在体重达到最终体重的约30%时进入青春期。最大寿命（maximum life span，MLS；与大脑和体重的异速生长有关）已被引入异速生长模型，用以校正异速生长外推法中由其他物种和人进化发展差异而导致的偏差：

$$MLS（岁）=（185.4）\cdot Br^{0.636} \cdot BW^{-0.225} \tag{9-4}$$

式中，Br（brain）代表脑重，BW代表体重，它们的单位均为kg。例如，体重为70 kg的人类MLP大约是88.3岁。系统清除率（CL_s）和体重（BW）之间的异速生长关系可以通过MLS进行校正：

$$CL_s = \frac{\alpha \cdot BW^{\beta}}{MLS} \tag{9-5}$$

对于低清除率的药物来说，使用脑重（Br）来校正异速生长关系比使用MLS和BW来校正更为合理：

$$CL_s = \alpha \cdot Br^{\beta_1} \cdot BW^{\beta_2} \tag{9-6}$$

第二节　生理学预测模型

根据体内外数据预测人体内药代动力学的另一种方法是基于药物处置中实际的生理状况、解剖学和生物化学因素（如器官血流速、器官大小、组织和体液的体积、血液－血浆和组织－血浆的药物浓度比、蛋白结合率、代谢酶活性）来进行预测。该方法可将同一物种的体外实验结果进行外推，得到体内的药代动力学参数。

基于体外数据预测人体内的药物系统清除率

代谢是人和动物体内药物消除的主要途径之一。由于药物代谢在物种间差异较大，简单的异速生长模型可能不能准确地预测药物在人体内的清除。近年来，使用重组酶、亚细胞组分（肝微粒体和S9）、全细胞（原代肝细胞）和肝切片来研究外源物的体外代谢取得了很大进展。与高灵敏度、定量的现代分析化学技术相结合，这些体外实验方法可用于预测药物在人体内的肝脏清除。

充分搅拌模型（well-stirred model）、平行管模型（parallel-tube model）和分散模型（dispersion model）是用于描述药物体内肝清除率（CL_h）的三种模型。其中，充分搅拌模型和平行管模型应用较广泛。充分搅拌模型在计算上比较简单，非常适用于预测新化合物的CL_h。上述三种模型都假定：①药物肝脏分布受限于血液灌注速度；②只有游离的药物能够穿过细胞膜并与酶进行反应；③肝中代谢酶的分布是均匀的。但三种模型对药物肝分布的假设是不同的：充分搅拌模型假定药物在肝脏中每一部分的浓度都是相同的；平行管模型假定药物浓度随着与肝窦距离的增加而呈指数关系衰减；分散模型假定肝药物浓度介于充分搅拌模型和平行管模型之间。

充分搅拌模型：

$$CL_h = \frac{Q_h \cdot f_u \cdot CL_{i,h}}{Q_h + f_u \cdot CL_{i,h}} \tag{9-7}$$

平行管模型：

$$CL_h = Q_h \cdot (1 - e^{-f_u \cdot CL_{i,h}/Q_h}) \tag{9-8}$$

式中，Q_h代表肝血流速，f_u为血液中游离药物浓度与总药物浓度的比值，$CL_{i,h}$为肝脏内在清除率（intrinsic hepatic clearance）。如式（9-7）、式（9-8）所示，药物的肝清除率（CL_h）受Q_h、f_u和$CL_{i,h}$的影响。如果通过体外实验能够估算或测得这些参数，就可以根据式（9-7）和式（9-8）计算得到CL_h。Q_h值可通过查阅文献得到，f_u值可以通过实验测定。因此，预测CL_h的关键在于获得代表肝脏代谢活性的$CL_{i,h}$值。研究证明，如果某个药物主要通过肝脏代谢进行消除，那么从各种体外代谢研究中估算得到的$CL_{i,h}$可以用于预测体内CL_h。

如图9-3所示，当药物的清除率比较低（肝提取率＜0.3）时，三种模型预测得到的清除率差异不明显。但当药物清除率比较高（肝提取率＞0.7）时，由平行管预测得到的肝脏清除率要略微高于充分搅拌模型。因此，对于高清除率的药物，选择合适的预测

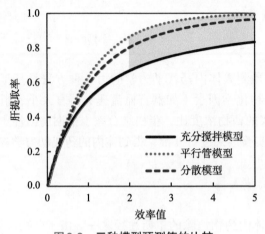

图9-3 三种模型预测值的比较

效率值（efficiency number，R_n）$= f_u \times CL_{int}/Q_h$

模型非常重要。

　　采用体外药物代谢数据预测体内药物肝清除率分三个步骤（图9-4）：①从体外实验得到V_{max}（最大代谢速率）和K_m（药物-酶相互作用的米氏常数）或药物消除的半衰期（$t_{1/2}$）。基于这些参数，计算体外肝脏内在清除率（$CL_{i, \textit{in vitro}}$）；②采用适当的换算系数将$CL_{i, \textit{in vitro}}$外推至体内的肝内在清除率（$CL_{i, h}$）；③根据$CL_{i, h}$、$Q_h$和$f_u$的值，选择合适的肝模型（充分搅拌模型、平行管模型或分散模型），计算体内肝清除率CL_h。

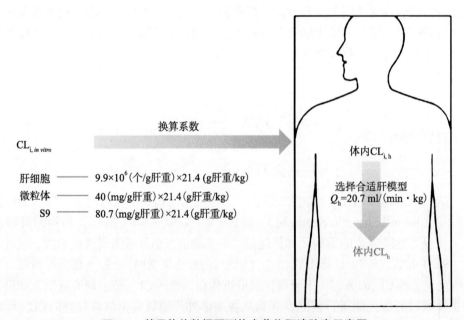

图9-4 基于体外数据预测体内药物肝清除率示意图

　　肝微粒体和肝细胞的体外代谢数据比较稳定、重复性高，因此常使用这两类实验来源的数据对体内肝清除率进行预测。其他体外实验数据如S9或肝脏切片数据在预测体内肝清除率中也有少部分应用。为了保证外推的准确度、初始代谢速率的估算，体外实验需在线性条件（即反应速率与孵育时间和酶浓度成正比）下进行。下面将详细介绍预测体内药物肝清除率的三个步骤。

$CL_{i, in vitro}$ 的计算

药物在机体肝脏内在清除过程包括代谢和肝胆排泄。然而，目前没有可靠的方法能够基于体外数据推测人体内胆汁排泄速率。因此，在肝微粒体或肝细胞中测得的药物内在清除率仅代表肝脏的代谢活性，称为体外肝脏内在清除率（$CL_{i, in vitro}$）。基于 $CL_{i, in vitro}$ 计算的 CL_h 不包括胆汁排泄的作用，因此 CL_h 预测值可能比实际清除率低。

使用体外实验来预测体内清除率需遵循一个前提，即药物的消除（或代谢物的生成）与体内药物代谢清除具有相关性。由于体外系统代谢的能力有限，从体外代谢数据预测得到的体内速率值往往低于真实的体内代谢清除率。例如，作为亚细胞组分的微粒体仅含有部分体内组织中的药物代谢酶。因此，如果化合物在体内还通过细胞溶质酶或线粒体酶进行代谢，仅使用微粒体实验数据会低估真实的代谢清除率。这一问题可通过优化体外实验条件进行改善。

$CL_{i, in vitro}$ 的定义

$CL_{i, in vitro}$ 可以看作是在体外系统（如肝微粒体、S9、肝细胞和肝切片）中肝脏代谢酶将孵育体系中药物清除的能力。在体外系统中，药物的消除（或代谢物的生成）仅与代谢酶的活性有关，而无法评估其他因素（如血流、药物与血液组分的结合、辅酶因子）的影响。$CL_{i, in vitro}$ 的计算公式见式（9-9），其中 v 代表药物初始清除速率，$C_{l, u}$ 是未与微粒体蛋白或肝细胞中大分子结合的游离药物浓度。

$$CL_{i, in vitro} = \frac{v}{C_{l, u}} \tag{9-9}$$

尽管药物消除速率可以用代谢物生成速率代替，但为了简单起见，后文仅用药物消除速率来描述 $CL_{i, in vitro}$。药物通过代谢酶清除可用 Michaelis-Menten 动力学方程描述：

$$v = \frac{V_{max} \cdot C_{l, u}}{K_m + C_{l, u}} \tag{9-10}$$

式中，V_{max} 代表药物最大消除速率。K_m 是参与药物消除的总代谢酶的表观米氏常数。药物一般通过多种酶进行代谢，每种酶对底物都具有特有的 V_{max} 和 K_m，这些 V_{max} 和 K_m 共同组成表观总 V_{max} 和 K_m 值。将式（9-9）和式（9-10）进行合并，得到 $CL_{i, in vitro}$ 的计算公式：

$$CL_{i, in vitro} = \frac{V_{max}}{K_m + C_{l, u}} \tag{9-11}$$

当游离药物浓度 $C_{l, u}$ 小于 K_m 的 10% 时（即在线性实验条件下），$CL_{i, in vitro}$ 可以看作是 V_{max} 和 K_m 的比值，其大小与药物浓度无关：

$$CL_{i, in vitro} = \frac{V_{max}}{K_m} \tag{9-12}$$

当采用肝微粒体进行研究时，$CL_{i, in vitro}$ 的单位为 μl/（min·mg 蛋白）。当使用肝细

胞进行研究时，$CL_{i,\,in\,vitro}$ 的单位为 μl/（min·10^6 个肝细胞）。

基于 V_{max} 和 K_m 估算 $CL_{i,\,in\,vitro}$

根据体外实验中代谢酶的 V_{max} 和 K_m 可估算 $CL_{i,\,in\,vitro}$ 值。V_{max} 是理论上的最大消除速率。V_{max} 可理解为药物浓度在极大值（接近无穷大）、全体酶分子参与代谢反应所对应的反应速度。因此，V_{max} 的大小取决于参与药物代谢反应的酶的量。当孵育介质中的药物浓度单位为 μmol/L 时，V_{max} 的单位通常为 pmol/（min·mg 蛋白）（微粒体孵育体系）或 pmol/（min·10^6 个肝细胞）（肝细胞孵育体系）。K_m 是表观米氏常数，用来描述药物与代谢酶之间的亲和力。K_m 是达到 V_{max} 一半时所需的底物浓度。某个特定酶的 K_m 值（或多种酶的表观 K_m 值）是恒定的，与孵育介质中的酶量无关。K_m 的单位通常为 μmol/L 或 mmol/L。通过测定一系列浓度梯度药物的初始消除速率（v），以药物浓度（C）作为横坐标，以此浓度对应的初始消除速率（v）作为纵坐标，采用米氏方程拟合，可估算 V_{max} 和 K_m（图9-5）：

$$v = \frac{V_{max} \cdot C}{K_m + C} \tag{9-13}$$

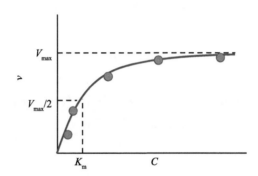

图9-5 米氏方程图（又称"底物饱和曲线"）
描绘代谢速率（v）随药物浓度（C）变化

从米氏方程图准确估算 V_{max} 和 K_m 需要满足几个重要的实验条件：①反应介质中药物的浓度应显著高于酶浓度；②采取合适的反应条件，确保可靠地测定某一浓度下药物的初始消除速率。为了保持反应速率的线性，初始反应速率应当在少于10%的药物被转化为代谢物的情况下进行测定。另外也要注意，因为检测仪器的灵敏度有限，过少的药物代谢不利于代谢物的分析检测。③至少使用五个不同的药物浓度来测定反应速率（其中，至少有两个低于 K_m 的浓度和三个高于 K_m 的浓度）。④为了准确估计 V_{max} 和 K_m，药物的浓度范围应为 K_m 的0.1～10倍。

在测定药物的初始清除率时，需要确保反应介质中药物的损失仅由代谢造成，而不是因为药物被吸附到实验容器表面或与细胞组分结合。确定合适的孵育条件需要考虑三个重要因素：①药物的浓度范围；②微粒体蛋白质浓度（或肝细胞数量）；③药物（或其代谢物）的检测灵敏度。因此，为了构建米氏方程图，必须进行多次预实验，以确定正式实验中使用的药物浓度和蛋白量/细胞量的最佳范围。

在预实验中，需要确定加入孵育体系的最低和最高药物浓度。最低浓度可以基于药物的检测灵敏度来选择，并且应该远低于酶的 K_m 值。最高药物浓度可以根据药物的水溶性来选择。少量有机助溶剂可用于增强亲脂性药物的溶解度，但应注意观测助溶剂对酶活性的影响，并使其影响最小化。

为了得到可靠的初始药物清除率，选择合适的微粒体蛋白浓度（或肝细胞数量）也是非常重要的。下面用一个简单的例子来说明这个问题。将 0.5 μmol/L 的药物与三种不同浓度（低、中、高）的肝微粒体进行孵育（图9-6）。在低微粒体浓度条件下，药物消除速率在25分钟的孵育时间内是恒定的。但是在这种情况中，药物的消耗量小于其初始浓度的15%，这就造成测得的消耗量难以与检测误差（通常为10%～15%）进行区分。在中等微粒体浓度下，初始药物消除速率可保持长达10分钟，药物浓度降低约30%。在高微粒体浓度下，药物消除速率很快不能与初始消除速率保持一致，若想得到可靠的初始药物清除率，则需要更严格地控制好孵育时间，并且要求药物、辅酶和微粒体在反应开始时瞬间完全混匀。从这些预实验结果看，中等微粒体蛋白浓度最适合用于测量药物（0.5 μmol/L）的初始药物清除率。

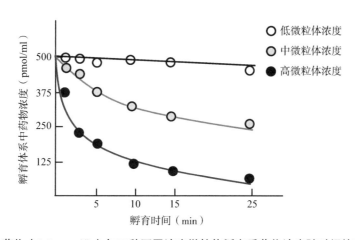

图9-6　药物（0.5 μmol/L）与三种不同浓度微粒体孵育后药物浓度随时间的变化情况
曲线斜率表示药物清除率

测定体外代谢的初始药物清除率对于绘制米氏方程图非常重要，原因如下：①孵育后的药物浓度会低于孵育反应刚开始发生时的浓度。由于米氏方程图是采用孵育后测得的药物消除率与孵育开始时的药物浓度作图的，因此减少由于在不同时间（反应开始时间和测量时间）对药物进行测量所引起的药物浓度差异是很重要的。②在封闭的体外系统（如肝微粒体）中，长时间的孵育可能促使药物的初级代谢物进一步形成其他代谢物。③体外系统中代谢酶会随着时间的推移而失活或变性，因此应该在早期时间点测定初始速率。

当使用代谢物初始生成速率时，可将每个代谢途径的 V_{max}/K_m 值进行加和，以估算药物的总 $CL_{i, in vitro}$：

$$\text{CL}_{i,\,in\,vitro} = \frac{V_{\max,1}}{K_{m,1}} + \frac{V_{\max,2}}{K_{m,2}} + \frac{V_{\max,3}}{K_{m,3}} + \cdots \tag{9-14}$$

对于一些药物，受水溶性或检测灵敏度的限制，无法获得在较高或较低药物浓度下的代谢速率值。此时，浓度 - 速率组范围有限，不宜用米氏方程进行数据拟合（会给参数估算造成较大偏差）。Lineweaver-Burk 方程是米氏方程的一种转换形式。它将米氏方程［式（9-13）］中的 v 和 C 都替换为 $1/v$ 和 $1/C$，同时将米氏方程图的曲线转换为直线（图9-7）。Lineweaver-Burk 方程可应用于低药物浓度下对 $V_{\max}$ 和 K_m 的估算。

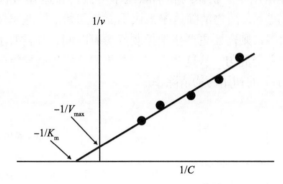

图9-7　Lineweaver-Burk 曲线

v 和 C 分别是初始药物清除率和药物浓度。Lineweaver-Burk 曲线的 X 轴和 Y 轴截距分别为 $-1/K_m$ 和 $-1/V_{\max}$

$$\frac{1}{v} = \frac{K_m}{V_{\max}} \cdot \frac{1}{C} + \frac{1}{V_{\max}} \tag{9-15}$$

当某个药物的代谢涉及多种酶时，Lineweaver-Burk 图可能变为曲线，而在米氏方程图中这种变化则不太明显。因此，通常认为 Lineweaver-Burk 图［或 Eadie-Hofstee 图（v vs.v/C）］对于估算多种酶参与的代谢过程的动力学参数更为合适。如果通过这些图发现有多种酶参与代谢反应，则可以通过下面提供的公式来进行数据拟合。

当某种酶采用米氏方程动力学，另一种酶采用线性动力学时：

$$v = \frac{V_{\max,1} \cdot C}{K_{m,1} + C} + \text{CL}_{i,2} \cdot C \tag{9-16}$$

当两种酶都采用米式方程时：

$$v = \frac{V_{\max,1} \cdot C}{K_{m,1} + C} + \frac{V_{\max,2} \cdot C}{K_{m,2} + C} \tag{9-17}$$

下面举例说明如何通过实验确定 $V_{\max}$ 和 K_m，从而估算 $\text{CL}_{i,\,in\,vitro}$。

第一步，在线性范围内，测定至少五个药物浓度下肝微粒体（或肝细胞）中的消除速率（v）。例如，在体积为 0.5 ml 的反应介质中，微粒体蛋白浓度为 1 mg/ml，孵育 5 分钟后药物浓度从初始的 1 μmol/L 降至 0.9 μmol/L，则计算得到 1 μmol/L 药物的初始消除速率为 20 pmol/（min·mg 蛋白）（计算过程见图9-8）。

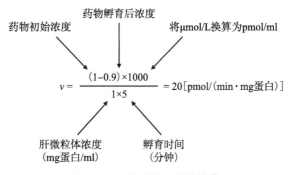

图9-8　初始消除速率的计算

第二步，将五个不同药物浓度下的药物消除速率与其对应的药物浓度作为数据组，使用非线性回归工具（如 GraphPad Prism）和米氏方程对数据进行拟合，获得 V_{max} 和 K_m。

第三步，用 V_{max}/K_m 来计算 $CL_{i,\,in\,vitro}$［式（9-12）］。例如，当 V_{max} 和 K_m 分别为 100 pmol/（min·mg蛋白）和 5 μmol/L 时，$CL_{i,\,in\,vitro}$ 为 0.02 ml/（min·mg蛋白）（计算过程见图9-9）。

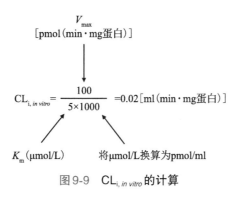

图9-9　$CL_{i,\,in\,vitro}$ 的计算

根据药物消除半衰期对 $CL_{i,\,in\,vitro}$ 进行估算

$CL_{i,\,in\,vitro}$ 也可以采用单一药物浓度（远低于酶的 K_m 值）的初始药物消除半衰期进行估算［式（9-18）］。此方法适用于难以用大浓度范围的药物进行米氏方程拟合的情形。

$$CL_{i,\,in\,vitro} = \frac{0.693}{t_{1/2} \cdot 微粒体浓度} \tag{9-18}$$

$t_{1/2}$ 是药物消除半衰期：

$$t_{1/2} = \frac{0.693 \cdot (t_2 - t_1)}{\ln(C_1/C_2)} \tag{9-19}$$

式中，C_1 和 C_2 分别是孵育后 t_1 和 t_2 时间点的药物浓度。

例如，如果反应介质中微粒体蛋白浓度为 1 mg/ml，药物在线性范围内消除的 $t_{1/2}$ 为

30分钟，其$CL_{i, in vitro}$则为0.02 ml/（min·mg蛋白）。

相比于米氏方程拟合，该方法能更简单和快速地估算$CL_{i, in vitro}$。但是使用此方法需要满足以下条件：①为了保证线性条件，用于测量消除半衰期的药物浓度应远低于K_m（小于K_m的10%）。由于该方法仅需要一个药物浓度，为了得到线性动力学，选择合适的药物浓度和孵育条件是非常重要的。由于存在底物抑制作用和药物本身溶解度有限，选择高浓度药物进行实验是不合适的。受检测方法灵敏度的限制，药物浓度太低也是不可取的。②应在药物消除速率为线性的时间内（即药物消除少于10%的时间内）测定药物消除的$t_{1/2}$。对于低清除率的药物来说，在30%的药物被清除的时间内测量$t_{1/2}$也是可以接受的。由于上述的限制因素，基于该方法估算得到的$CL_{i, in vitro}$往往低于根据米氏方程得到的$CL_{i, in vitro}$。然而，此方法的优势在于操作简单，特别适用于药物研发过程中对大量候选化合物在人体内的代谢清除率的粗略估算，从而筛选出属性优良的化合物，用于后续的临床实验。

基于$CL_{i, in vitro}$推算$CL_{i, h}$

由$CL_{i, in vitro}$推算$CL_{i, h}$可通过将体外研究中使用的微粒体蛋白（或重组酶）浓度或肝细胞数按比例扩大至整个肝脏的微粒体蛋白浓度或细胞数量来实现。人和大鼠体外-体内的换算系数分别总结于表9-3和表9-4中。

表9-3　人类体外-体内换算系数（假设平均体重为70 kg）

生理参数	文献数据	换算系数
肝重	25.7 g肝重/kg体重	—
肝血流速	20.6 ml/（min·kg体重）	—
肝细胞数	120×10⁴/g肝重	3100
肝细胞CYP含量	0.14 nmol/10⁴细胞	—
微粒体蛋白	52.5 mg蛋白/g肝重	1350
	77 mg蛋白/g肝重	1980
微粒体CYP含量	0.32 nmol/mg微粒体蛋白	—
	0.296 nmol/mg微粒体蛋白	—

例如，如果药物在体外人肝微粒体孵育的$CL_{i, in vitro}$值为0.02 ml/（min·mg蛋白），则该药物在人体内肝中的$CL_{i, h}$值等于换算因子1350（或1980）乘以$CL_{i, in vitro}$，即$CL_{i, h} = 0.02×1350 = 27$［ml/（min·kg体重）］。

表9-4　大鼠体内-体外换算系数（假设平均体重为0.25 kg）

生理参数	文献数据	换算系数
肝重	45 g肝重/kg体重	—
肝血流速	81 ml/（min·kg体重）	—
肝细胞数	135×10^4/g肝重	6100
微粒体蛋白	45 mg蛋白/g肝重	2000
	54 mg蛋白/g肝重	2400
微粒体CYP含量	0.98 nmol/mg微粒体蛋白	—

基于肝清除模型估算药物的CL_h

将$CL_{i,h}$、Q_h和f_u的估计值代入到肝清除模型中，利用充分搅拌模型［式（9-7）］或平行管模型［式（9-8）］可估算体内肝清除率（CL_h）。举例来说，如果药物与血液组分的结合率为90%（即$f_u = 0.1$），$CL_{i,h}$为27 ml/（min·kg体重），根据肝脏清除的充分搅拌或平行管模型，得到人体内的药物CL_h为2.66 ml/（min·kg体重）或2.53 ml/（min·kg体重）（图9-10）。

充分搅拌模型：

$$CL_h = \frac{Q_h \cdot f_u \cdot CL_{i,h}}{Q_h + f_u \cdot CL_{i,h}} = \frac{20.6 \times 0.1 \times 27}{20.6 + 0.1 \times 27} = 2.66 \, [ml/(min \cdot kg体重)]$$

平行管模型：

$$CL_h = Q_h \cdot (1 - e^{-f_u \cdot CL_{i,h}/Q_h}) = 2.53 \, [ml/(min \cdot kg体重)]$$

图9-10　利用肝清除模型估算CL_h

对于低清除率的药物（如药物的$f_u \cdot CL_{i,h} \ll Q_h$），以上两种模型估算产生的$CL_h$值差异可忽略不计。当药物的肝清除率大于0.7时，两模型的估算值差异会比较明显。尽管充分搅拌模型是复杂度最低的肝清除模型，但其在外推体内清除率的应用中具有一定的准确率。同样的，尽管代谢酶家族和代谢反应模式很复杂，但简单的米氏方程也足以描述大多代谢酶的动力学行为。

预测体内肝脏清除率方法的比较

相比于肝微粒体或肝切片，原代肝细胞（新鲜分离的肝细胞）能为CL_h的预测提供更可靠的数据。与原代肝细胞相比，基于肝微粒体或肝切片实验数据的预估值往往低于CL_h的实际值。肝细胞中药物代谢的速率大约是微粒体中的三倍。微粒体中药物代谢较慢的可能原因：①微粒体的代谢能力有限。肝细胞可以进行全体Ⅰ相和Ⅱ相代谢，而微粒体可进行Ⅰ相代谢或少部分Ⅱ相代谢（如Ⅱ相代谢酶UDP-葡萄糖醛酸转移酶需要在特定的孵育条件下才有活性）。②制备过程中微粒体结构受损。微粒体结构的完整性在分离制备过程中常受到一定程度的损害。随后用于代谢研究的孵育条件也可能不是生理最佳条件。③微粒体中的酶失活。当采用药物消除半衰期 $t_{1/2}$ 来估算 $CL_{i,\,in\,vitro}$ 时，肝微粒体可能无法在足够测定药物半衰期的孵育时间内保持最佳活性。④药物与微粒体蛋白的非特异性结合。在微粒体中，药物与微粒体蛋白的非特异性结合（1 mg 大鼠肝微粒体蛋白能非特异结合 10% ～ 60% 药物），导致与酶结合的药物浓度较最初添加到反应介质中的药物浓度低。与微粒体相比，药物与原代肝细胞内蛋白的非特异性结合程度较低。⑤微粒体膜会游离出长链不饱和脂肪酸（如花生四烯酸、亚油酸和十八烯酸），这些不饱和脂肪酸会作为酶的竞争性抑制剂（如抑制 UGT 的活性）抑制酶的活性。在肝微粒体孵育体系中加入牛血清白蛋白（BSA）或无脂肪酸人血清白蛋白（HAS-FAF）可以改善微粒体孵育预测值低的问题。这是因为 BSA 和 HAS-FAF 可以隔离脂肪酸，减弱脂肪酸对酶的抑制作用。

用肝细胞实验数据进行体内估算的结果比用微粒体数据进行估算更为可靠。对于清除率低的药物 ［$CL_{i,\,in\,vitro}$ < 20 μl/（min·mg 蛋白）］，采用微粒体数据进行预测的结果是可以接受的。对于清除率高的药物 ［$CL_{i,\,in\,vitro}$ > 100 μl/（min·mg 蛋白）］，基于微粒体数据的 CL_h 预测值明显低于基于肝细胞数据的预测值或实际测得的 CL_h。

肝切片没有像微粒体或原代肝细胞一样被广泛用于预测 CL_h，其主要原因如下：①新鲜肝切片资源紧缺，且肝切片的低温保存技术不完善；②难以在实验前对来自不同个体的肝切片进行表型分析；③由于药物在切片的多层肝细胞中扩散能力有限（200 μm 厚的切片中约含有 5 层肝细胞），药物代谢主要发生在肝切片的外层。也就是说，与提取分离的原代肝细胞相比，肝切片中肝细胞接触到的药物量明显减少。

药物非特异性结合对体外代谢的影响

米氏方程描述的酶促反应过程：游离药物（D）与游离酶（E）分子之间相互作用，形成酶-药物中间体，酶-药物中间体进一步分解产生代谢物（M）和游离酶分子。

$$D+E \underset{K_{-1}}{\overset{K_1}{\rightleftharpoons}} E\text{-}D \xrightarrow{\;K_2\;} E+M$$

根据米氏方程 ［式（9-10）］计算药物初始消除速率时，使用的是游离药物（能与代谢酶结合）的浓度，而不是总的药物浓度。K_m 是当初始消除速率为 V_{max} 一半时介质中游离药物的浓度，应根据药物的初始消除速率与介质中的游离药物浓度之间的关系来确定。V_{max} 不受药物-蛋白结合程度的影响。

当采用微粒体进行代谢研究时，药物与微粒体蛋白可发生非特异性结合，添加到介质中的药物总浓度不等于游离的药物浓度。基于反应介质中总药物浓度估算的 K_m 值会显著大于基于游离药物浓度估算的值（图 9-11）。

采用总药物浓度估算的 K_m 值乘以微粒体中游离药物与总药物浓度的比值（$f_{u,\,m}$），可以获得校正后的 K'_m 值：

$$K'_m = f_{u,\,m} \cdot K_m \tag{9-20}$$

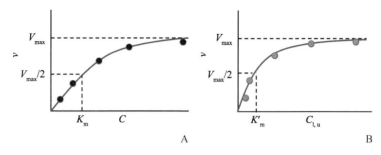

图9-11 基于总药物浓度（C，A）或游离药物浓度（$C_{l,u}$，B）获得的K_m值间比较
V_{max}不受药物与微粒体蛋白非特异性结合的影响

　　测定药物蛋白结合率的方法有很多，包括平衡透析法、超滤法、超速离心法、凝胶过滤和白蛋白柱过滤法。其中，平衡透析法和超滤法是测定肝微粒体和原代肝细胞中蛋白结合率最常用的方法。平衡透析法是测定蛋白结合率的公认标准方法。超滤法的优势在于样品准备过程简单且耗时短。当蛋白结合程度与药物浓度无关时，可以在不含辅酶条件下通过用平衡透析法测定单一浓度下药物与微粒体蛋白结合程度来估算$f_{u,m}$。研究发现当微粒体蛋白浓度为1 mg/ml时，多种药物与微粒体蛋白的非特异性结合率为10%～60%，即$f_{u,m}$为0.4～0.9。

　　$f_{u,m}$值也可通过药物的理化性质、亲脂性logP或logD和微粒体蛋白浓度进行预测。Austin、Hallifax和Turner分别提出了三种经验模型来预测$f_{u,m}$值［式（9-21）～式（9-25）］。公式中的C代表微粒体蛋白浓度。

$$f_{u,m} = \frac{1}{1 + C \cdot 10^{0.56\log P/D - 1.41}} \tag{9-21}$$

$$f_{u,m} = \frac{1}{1 + C \cdot 10^{0.072\log P/D^2 + 0.067\log P/D - 1.126}} \tag{9-22}$$

$$f_{u,m} = \frac{1}{1 + C \cdot 10^{0.58\log P - 2.02}} \tag{9-23}$$

$$f_{u,m} = \frac{1}{1 + C \cdot 10^{0.20\log P - 1.54}} \tag{9-24}$$

$$f_{u,m} = \frac{1}{1 + C \cdot 10^{0.46\log P - 1.51}} \tag{9-25}$$

　　式（9-21）和式（9-22）适用于预测低亲脂性药物（logP或logD＝0～3）的$f_{u,m}$值。式（9-22）还适用于预测中亲脂性药物（logP或logD＝2.5～5）的$f_{u,m}$值。式（9-23）、式（9-24）和式（9-25）分别适用于碱性物质（ionized base）、酸性物质（ionized acid）和中性物质（neutral compound）的$f_{u,m}$值预测。相比于人，上述模型对大鼠$f_{u,m}$的预测准确性更高，并且对酸性和中性药物的$f_{u,m}$预测能力更强。

　　对于非特异性结合强的药物，使用未校正的K_m值预估$CL_{i,\textit{in vitro}}$会导致$CL_{i,\textit{in vitro}}$值偏低。因此，使用$f_{u,m}$对K_m值进行校正，进而估算非特异性结合强的药物的$CL_{i,\textit{in vitro}}$值至关重要（式9-26）。

$$CL_{i,\,in\,vitro} = \frac{V_{max}}{K'_m} = \frac{V_{max}}{f_{u,m} \cdot K_m}$$

（9-26）

外推值与真实值间差异的原因

研究发现，基于体外数据预测的肝清除率可能低于或高于实际测得的体内肝清除率。造成这些差异可能的原因如下。

（1）在许多情况下，对于高清除率药物 [$CL_{i,\,in\,vitro} > 100\ \mu l/（min·mg蛋白）$]，用 $CL_{i,\,in\,vitro}$ 预测的体内肝清除率（CL_h）往往低于实际的 CL_h。体外实验具有局限性是产生这种差异的可能原因：

- 体外实验的代谢活性有限，该问题在肝微粒体研究中尤为明显。
- 酶活性会被代谢物抑制。由于微粒体中缺乏活性 II 相结合酶，代谢产物对酶活性的抑制作用在微粒体研究中不可忽视。
- 影响体外系统稳定性的原因较多，如样品收集、储存条件等。微粒体制备过程也会导致微粒体中酶活性丧失。对于原代肝细胞来说，目前的提取分离方法往往导致20%左右的细胞失活。
- 药物在肝切片多层肝细胞中的渗透性差，导致药物代谢主要发生在肝切片外层的肝细胞中。
- 药物与微粒体蛋白和（或）实验装置产生非特异性结合。由于只有游离药物可以被代谢，体外实验中药物的非特异性结合会导致可用于代谢的药物量减少，使 $CL_{i,\,in\,vitro}$ 明显低于 $CL_{i,h}$。
- 体外代谢系统无法预测胆汁清除率。
- 基于微粒体/肝细胞体系的预测法并未考虑肠、肾及各种摄取转运体和外排转运体对清除率的影响。

（2）在某些情况下，基于 $CL_{i,\,in\,vitro}$ 预测的 CL_h 值会高于实际测量的 CL_h。这可能是由于药物在基底膜血液和肝细胞之间的平衡过程过缓。当药物的肝脏内在清除率（代谢和胆汁排泄之和）比药物从肝细胞外排至基底膜血液的速率快得多时，表观 $CL_{i,h}$ 的值主要取决于药物从基底膜血进入肝细胞的速率。在这种情况下，肝微粒体中估计的 $CL_{i,\,in\,vitro}$ 值无法体现药物从血液到肝细胞的缓慢摄取过程，因而导致 CL_h 的估算值偏高。

（3）其他原因：

- 肝细胞基底膜中存在活性药物转运蛋白，药物被转运蛋白转运会导致其在肝细胞内的游离浓度与在血液中的游离浓度不同。仅由体外数据难以评估药物转运作用对 CL_h 的影响。药物转运对预测 CL_h 的影响可用肝灌流实验来评估。
- 个体间的代谢差异。遗传多态性和环境因素可导致不同个体的肝脏代谢能力存在明显差异。因此，难以用来源于少数个体肝脏样品的体外数据来预测群体的 CL_h。

人体内的分布容积 V_{ss} 预测

根据实验测得的体液体积和游离药物占血浆总药物的比值，使用式（9-27）可预测人体稳态下的药物分布容积 V_{ss}（L/kg）。

$$V_{ss} = 2.4 \cdot V_p + f_u \cdot V_p \cdot [(V_e/V_p) - 1.4] + (f_u/f_{ut}) \cdot V_r) \tag{9-27}$$

式中，f_u 是血浆中游离药物与总药物的比值。f_{ut} 是细胞（组织）内游离药物浓度与总药物浓度的比值。V_p 是血浆体积（L/kg）。V_e 为细胞外液体积（L/kg，下标 e 代表 extracellular）。V_r 是细胞内液或残余液体积（L/kg，下标 r 代表 residual）。表 9-5 总结了已知的 V_p、V_e 和 V_r 标准值。假设不同种属之间的 f_{ut} 值很相近，则药物在人体内的 f_{ut} 值可以通过至少两种物种 f_{ut} 的均值计算得到。

表 9-5 动物和人体内体液体积的标准值

种属	体积（L/kg）		
	V_p	V_e	V_r
大鼠、豚鼠	0.031	0.226	0.371
兔	0.044	0.206	0.466
猴	0.045	0.163	0.485
犬	0.052	0.225	0.328
人	0.043	0.217	0.340

参 考 文 献

Bäärnhielm C, Dahlbäck H, Skånberg I, 1986. *In vivo* pharmacokinetics of felodipine predicted from *in vitro* studies in rat, dog and man. Acta Pharmacol Toxicol（Copenh），59（2）：113-122.

Boxenbaum H, D'Souza RW, 1990. Interspecies pharmacokinetic scaling, biological design and neoteny. Adv Drug Res, 19：139-196.

Boxenbaum H, 1982. Interspecies scaling, allometry, physiological time, and the ground plan of pharmacokinetics. J Pharmacokinet Biopharm, 10（2）：201-227.

Calabrese EJ, 1986. Animal extrapolation and the challenge of human heterogeneity. J Pharm Sci, 75（11）：1041-1046.

Chenery RJ, Oldham HG, Standring P, et al, 1987. Antipyrine metabolism in cultured rat hepatocytes. Biochem Pharmacol, 36（18）：3077-3081.

Davies B, Morris T. Physiological parameters in laboratory animals and humans. Pharm Res, 10（7）：1093-1095.

Dedrick RL, 1973. Animal scale-up. J Pharmacokinet Biopharm, 1（5）：435-461.

Duignan DB, Sipes IG, Leonard TB, et al, 1987. Purification and characterization of the dog hepatic cytochrome P-450 isozyme responsible for the metabolism of 2,2',4,4',5,5'-hexachlorobiphenyl. Arch Biochem Biophys, 255（2）：290-303.

Houston JB, Carlile DJ, 1997. Prediction of hepatic clearance from microsomes, hepatocytes, and liver slices. Drug Metab Rev, 29（4）：891-922.

Houston JB, 1994. Utility of *in vitro* drug metabolism data in predicting *in vivo* metabolic clearance. Biochem Pharmacol, 47（9）：1469-1479.

Ings RM, 1990. Interspecies scaling and comparisons in drug development and toxicokinetics. Xenobiotica,

20（11）：1201-1231.

Ito K，Iwatsubo T，Kanamitsu S，et al，1998. Quantitative prediction of *in vivo* drug clearance and drug interactions from *in vitro* data on metabolism，together with binding and transport. Annu Rev Pharmacol Toxicol，38：461-499.

Kwon Y，2001. Handbook of essential pharmacokinetics，pharmacodynamics and drug metabolism for industrial scientists. Springer Science & Business Media.

Kwon Y，Morris ME，1997. Membrane transport in hepatic clearance of drugs. I：Extended hepatic clearance models incorporating concentration-dependent transport and elimination processes. Pharm Res，14（6）：774-779.

Mahmood I，Balian JD，1996. Interspecies scaling：a comparative study for the prediction of clearance and volume using two or more than two species. Life Sci，59（7）：579-585.

Mahmood I，Balian JD，1996. Interspecies scaling：predicting clearance of drugs in humans. Three different approaches. Xenobiotica，26（9）：887-895.

Miners，John O，Maurice E，1994. Veronese，Donald J. Birkett. *In vitro* approaches for the prediction of human drug metabolism. Ann Rep Med Chem，29：307-316.

Mordenti J，1985. Forecasting cephalosporin and monobactam antibiotic half-lives in humans from data collected in laboratory animals. Antimicrob Agents Chemother，27（6）：887-891.

Mordenti J，1986. Man versus beast：pharmacokinetic scaling in mammals. J Pharm Sci，75（11）：1028-1040.

Obach RS，1997. Nonspecific binding to microsomes：impact on scale-up of *in vitro* intrinsic clearance to hepatic clearance as assessed through examination of warfarin，imipramine，and propranolol. Drug Metab Dispos，25（12）：1359-1369.

Oie S，Tozer TN，1979. Effect of altered plasma protein binding on apparent volume of distribution. J Pharm Sci，68（9）：1203-1205.

Rane A，Wilkinson GR，Shand DG，1977. Prediction of hepatic extraction ratio from *in vitro* measurement of intrinsic clearance. J Pharmacol Exp Ther，200（2）：420-424.

Ritschel WA，Vachharajani NN，Johnson RD，et al，1992. The allometric approach for interspecies scaling of pharmacokinetic parameters. Comp Biochem Physiol C，103（2）：249-253.

Wu B，Dong D，Hu M，et al，2013. Quantitative prediction of glucuronidation in humans using the *in vitro-in vivo* extrapolation approach. Curr Top Med Chem，13（11）：1343-1352.